Antonio De Stefano
»Ich habe einen Therapeuten gesucht
und einen **Realitätenkellner** gefunden!«

Antonio De Stefano

»Ich habe einen Therapeuten gesucht und einen **Realitätenkellner** *gefunden!«*

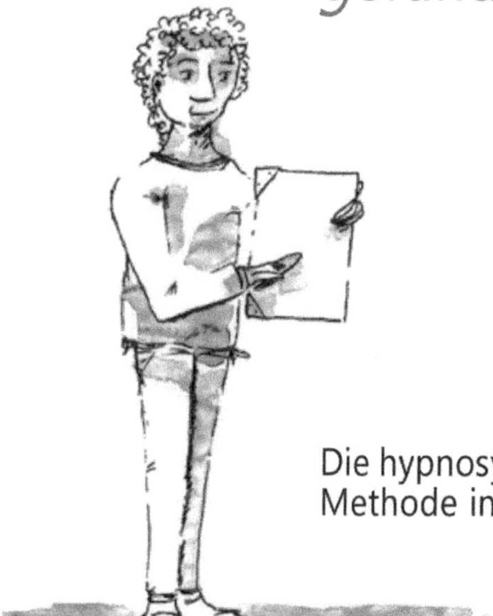

Die hypnosystemische Methode in der Praxis

VERLAG NEUE STADT MÜNCHEN · ZÜRICH · WIEN

Klimaneutral gedruckt. Weil jeder Beitrag zählt.

MIX
Papier
FSC FSC® C083411

CPI klimaneutral
Mehr Bäume.Weniger CO₂

1. Auflage 2019

Titel-Illustration: Miriam De Stefano
Illustrationen: Gery De Stefano
Redaktion: Hubert Schulze Hobeling
Lektorat und Beratung: Dr. Ursula Sottong
Umschlaggestaltung und Satz: Neue-Stadt-Grafik
Druck und Bindung : CPI – Clausen & Bosse, Leck
ISBN 978-3-7346-1212-1

www.neuestadt.com
Printed in Germany

Kontaktdaten des Autors:
www.antoniodestefano.de
info@antoniodestefano.de

Inhalt

Wie dieses Buch entstand

Vor ein paar Jahren geschah im britischen Oxford etwas Außergewöhnliches. Schauplatz war die Aula der Universität. Anlass die Verleihung der Ehrendoktorwürde an Helen Keller, 50 Jahre, gehörlos geboren und promovierte Philosophin. Der Rektor begrüßte Helen Keller mit bewundernden Worten. Sie sei eine Frau, die von Geburt an mit weit weniger Mitteln und Möglichkeiten ausgestattet war als beinahe jeder andere im Saal. Und sie sei so weit gekommen, wie kaum jemand es je vermutet hätte.
Mit den üblichen Artikulationsschwierigkeiten eines von Geburt an gehörlosen Menschen trat Helen Keller ans Mikrofon und sagte deutlich und verständlich: „Zu bewundern bin ich nicht dafür, dass ich trotz meiner angeborenen Misslichkeiten etwas erreicht habe. Zu bewundern bin ich allenfalls dafür, dass ich es überhaupt erst versucht habe."

Ich bin Helen Keller begegnet, als ich gerade den Roman des argentinischen Psychotherapeuten Jorge Bucay „Zähl auf mich" las. Ein entscheidender Moment. Danach dachte ich: „Okay, ich versuche es. Ich schreibe ein Buch."
Nun ist es da. Es sind die Erfahrungen vieler Jahre, die ich gemeinsam mit meinen Klienten gemacht habe. Auch sie versuchen etwas. Sie möchten, dass es ihnen besser geht, und ich begleite sie dabei. Meine Aufgabe als Coach ist es, sie dabei zu unterstützen, die Fähigkeiten, die in jedem von ihnen vorhanden sind, wiederzuentdecken.
Jemand ist depressiv. Jemand steht unter Druck. Jemand hat Angst. Diese Probleme hypnotisieren und bestimmen das ganze Leben. Die eigenen Fähigkeiten sind wie ausgeblendet.
Mir ist klar, dass ich niemals die Lösung geben kann. Die Antwort trägt jede und jeder in sich. Ich bin wie ein „Realitätenkellner", der auf seiner Speisekarte eine Liste von Angeboten hat.

Das Bild vom „Realitätenkellner" hat Dr. Gunther Schmidt kreiert, der Begründer der „hypnosystemischen Therapie". Ich habe meine Weiterbildung bei ihm absolviert, und daher basiert mein Coaching vor allem auf dieser Methode.
Allen meinen Klienten möchte ich danken. Sie sind die Hauptdarsteller. Ohne sie wäre dieses Buch nicht möglich. Sie stehen im Mittelpunkt. Ein wichtiger Baustein dieses Buches sind Einblicke in die Gespräche, die wir gemeinsam geführt haben. Hinzu kommen journalistische Interviews mit den Klienten.

Danken möchte ich nicht zuletzt meinen vier Kindern: Sie halten mich jung und aktiv. Und Gery, meiner Frau: Auch nach rund 40 Jahren Zusammensein überrascht sie mich immer wieder.

Ich habe es, um es mit Helen Keller zu sagen, versucht.

Antonio De Stefano

Einige Erläuterungen zu diesem Buch und zur hynosystemischen Methode

Der Coach und Autor dieses Buches, Antonio De Stefano, arbeitet „hypnosystemisch". Diese von Dr. Gunther Schmidt begründete Therapiemethode möchte den Klienten (nicht: „Patienten") helfen, ihr Leben neu zu entdecken und zu gestalten. Die Aufgabe des Coachs ist es, als Begleiter dabei zu sein.

In diesem Buch werden einige authentische Geschichten präsentiert. Sie handeln von Ängsten, vom alltäglichen Wahnsinn und von Stress, von Abhängigkeit und Sucht, von Krankheit und Traurigkeit ..., kurz: von vielem, mit dem Menschen irgendwann im Leben – direkt oder indirekt konfrontiert sind. Die Leser*innen können auf den folgenden Seiten miterleben, wie Menschen wieder einen Weg für sich gefunden haben. Und vielleicht können sie die eine oder andere Anregung für sich selbst mitnehmen.

Das Buch hat verschiedene Ebenen:

– Gespräche des Coachs mit seinen Klienten sowie kurze Erzählungen und Kommentare der Klienten;

– Interviews (von Hubert Schulze Hobeling):
  · mit dem Coach über seine Gespräche mit den Klienten;
  · mit den Klienten selbst.

Zur leichteren Orientierung sind die Interviews durch einen grauen Balken am Rand gekennzeichnet.

Aus Gründen des Persönlichkeitsschutzes sind alle Namen, Berufsbezeichnungen und Ortsangaben verändert. Zudem sind die Interviews von den Klienten autorisiert.

Die hypnosystemische Methode

Der Begründer, Dr. Gunther Schmidt, verbindet zwei Konzepte, die ursprünglich von Milton Erickson (1901–1980) entwickelt wurden: die moderne Hypnotherapie und die moderne systemisch-konstruktivistische Therapie. Die hypnosystemische Therapie geht davon aus, dass jede Hypnose eine Selbsthypnose ist. Auch wenn externe Einflüsse wichtig sein können, besitzt der Mensch ein individuelles System, das völlig autonom seine Erlebnisse bestimmt.

Letztendlich kann und darf niemand – selbst ein erfolgreicher Hypnotiseur oder Therapeut nicht –, den Willen eines Klienten völlig außer Kraft setzen. Der Berater ist wie ein „Realitätenkellner" (Gunther Schmidt): Seiner Erfahrung und Kompetenz entsprechend kann er dem Klienten vielfältige Angebote machen. Zum Schluss jedoch entscheidet immer der Klient, was für ihn am besten geeignet ist.

Nach dem hypnosystemischen Ansatz wird „die Wirklichkeit", in der jemand lebt, von jedem selbst konstruiert. Entscheidend ist die Beziehung, die der Einzelne mit jedem Ereignis herstellt. Dadurch entstehen Muster. Und die können problematisch werden: Wir geraten in wiederkehrende Situationen, mit denen wir nicht zurechtkommen.

Die moderne Hirnforschung zeigt, dass sich bei jedem Erlebnis Zellen miteinander verbinden und Netzwerke aufbauen. Wiederholen sich diese Erlebnisse, sind diese Netzwerke sofort wieder präsent. Aber auch wenn solche Netzwerke ein Leben lang erhalten bleiben, ist es möglich, parallel dazu andere Netzwerke zu bilden, die bei Problemen eine Lösung anbieten können.

Körperliche und psychische Symptome werden als Bedürfnisse verstanden. Im Laufe der Behandlung werden diese Symptome wahrgenommen, akzeptiert und gewürdigt. So entdecken die Klienten, dass sie Fähigkeiten und Ressourcen in sich gespeichert haben, die ihnen größere Handlungsmöglichkeiten anbieten.

Noch ein Hinweis: **Das gesprochene Wort wurde weitestgehend beibehalten, um einen möglichst lebendigen Eindruck von den Gesprächen und ihrer Entwicklung zu vermitteln. Auch Wiederholungen und abgebrochene Sätze können so manches an Gefühlen, Befindlichkeiten und inneren Prozessen vermitteln.**

Weitere Informationen zur hynosystemischen Methode unter:
www.meihei.de

STEIN. FAULTIER. HÖHLE.
Der Fall Carina

Sie ist eine, die gelernt hat, sich Hilfe zu holen, wenn sie welche braucht. Carina (48) ist Versicherungsangestellte. Ihr Thema sind ihre Ängste: „Ich traue mich. Ich traue mich nicht."
Hier Auszüge aus einem der Gespräche mit ihrem Coach.

Coach: Wie war's nach der letzten Sitzung?
Carina: Ich weiß es nicht mehr so genau. Oft schreibe ich mir etwas auf, aber dieses Mal kann ich mich nicht so gut erinnern. Ich weiß, es war etwas mit einer Handpuppe.

Es ist auch schon so lange her.
Carina: Manchmal erinnere ich mich an etwas, aber nicht an alles.

Ärgert Sie das?
Carina: Ja, es ärgert mich, dass ich das nicht mehr weiß.

Wie Sie wissen, gibt es eine bewusste und eine unbewusste Seite. Und unbewusst ist alles gespeichert. Auch wenn Sie sich nicht mehr erinnern können: In dem Augenblick, in dem Sie es brauchen, ist es da.
Carina: Ich schreibe mir auf, was bei dem Gespräch für mich wichtig ist. Letztes Mal habe ich das nicht gemacht. Vielleicht können Sie mir sagen, was letztes Mal war.

Nach einer kurzen Beschreibung von der Beziehung mit Ihrem Kind sind wir lange bei der Beziehung mit Ihrem Mann geblieben. Sie haben gesagt, er nimmt sich viel Platz.
Carina: Ja.

Und Sie fragten sich: „Was ist mit mir?“; Ihr Thema war: „Wo bleibe ich?“ Haben Sie Möglichkeiten gefunden, sich mehr Platz zu nehmen?
Carina: Das finde ich erstaunlich. Gerade gestern habe ich mich mit meinem Mann gestritten. Dabei meinte er, dass ich mir zu viel Platz nähme.

Spannend. Was hat er gesagt?
Carina: Dass so viele Sachen von mir in der Wohnung wären. Ich würde mir den Raum nehmen und ihm keinen lassen. Er wolle mir keine Vorwürfe machen, weil er das eine Zeit lang nicht so wichtig gefunden hätte. Nun aber würde es ihn stören, dass so viele Sachen von mir überall in der Wohnung sind.

Sie haben sich gestritten, weil Sie denken .....
Carina: ... nicht richtig gestritten. Wir haben hauptsächlich lange darüber gesprochen. Allerdings hatte ich kein großes Interesse, das Thema zu vertiefen, beim Thema zu bleiben. Und danach haben wir auch viel gelacht.

Haben Sie beide gelacht?
Carina: Zuerst ich, er auch, aber hauptsächlich ich.

Ist das eine neue Reaktion?
Carina: Es war neu. Sonst habe ich seine Meinung superernst genommen. Immer mit Schuldgefühlen, stark betroffen und so weiter. Es war gestern interessant. Ich war in einer anderen Stadt gewesen. Als ich zurück in die Wohnung kam, habe ich gesagt: „Es stinkt.“ Da lag eine schimmelige Apfelsine im Wohnzimmer. Er war genervt, weil es das Erste war, was ich gesagt habe. Er zog sich wortlos in sein Zimmer zurück zum Computerspielen. Ich schloss die Zwischentür, die ich normalerweise nicht zumache, machte mir etwas zu essen – nur für mich – und schaute ein wenig Fernsehen.

Sie haben eine klare Grenze gesetzt. Passiert das oft?
Carina: Nein, nicht sehr oft.

Wie Sie mir andere Male erzählt haben, sind Sie eher der Typ, der versucht, Kompromisse zu schließen, um schnell wieder in Kontakt zu kommen.
Carina: Das ist so. An dem Abend aber war es anders.

Hatte das möglicherweise etwas mit dem zu tun, was tagsüber passiert war?
Carina: Kann sein. Ich war bei meinen Eltern. Meine Mutter bat mich, mit meinem Vater zum Zahnarzt zu gehen. Er hat abgenommen und sein Gebiss oben fällt schnell raus. Ich freute mich auf meinen Vater und hatte viel Zeit mitgebracht. Da ich zu früh dran war, habe ich in einem Laden in der Nähe meiner Eltern noch Farbe gekauft. Danach bin ich zu meiner Mutter. Wir aßen zusammen und haben viel erzählt. Dann sind wir gemeinsam zu meinem Vater ins Heim gegangen. Meine Mutter hatte mir zuvor ein schwarzes Bild von ihm gemalt: Er hätte häufiger in die Hose gemacht. Aber ich habe mich von ihren Eindrücken nicht beeinflussen lassen. In der persönlichen Beziehung mit meinem Vater habe ich mich wohl gefühlt. Ich habe die Ängste meiner Mutter zurückgelassen …

Es war sozusagen „ein stinkender Tag", mit der Apfelsine und mit der Hose Ihres Vaters.

(Beide lachen.)

Carina: Nach dem Termin beim Zahnarzt, bei dem alles angenehm gelaufen ist, sind wir zurück ins Pflegeheim gegangen. Dort habe ich noch zwei Stunden mit meinem Vater verbracht. Dabei hatte ich ein gutes Gefühl. Meine Mutter kümmert sich um meinen Vater im Heim, und ich kann wieder ganz Kind sein, wenn ich meine Eltern treffe. Mit diesem schönen Gefühl bin ich zu Hause angekommen. Mein Mann fragte, wie der Tag gewesen sei. Ich habe einen Satz gesagt. Danach hat er sofort von sich erzählt. Das ärgert mich manchmal, weil ich finde, er hat so eine Macht. Und dann habe ich ihn unterbrochen, um weiter von mir zu erzählen. Ich bin nicht weiter auf seine Sache eingegangen.

Ist es vielleicht so, dass er sich auch viel Platz mit den Worten nimmt?
Carina: Ich habe den Eindruck, er fragt zwar, aber es interessiert ihn nicht, was ich erzähle … Nicht richtig … Und dann fängt er sofort mit seiner Sache an. Er nimmt sich diesen Raum. Ich finde es doof: Dann sollte er mich nicht fragen, oder?

Das hat Sie gestern besonders gestört?
Carina: Ja, das hat mich gestört.

Ich denke, es gab einen Kontrast zu diesen schönen Gefühlen, die Sie vorher hatten.
Carina: Genau. Ich wollte etwas Schönes erzählen. Dann war dicke Luft zwischen uns. Ich hatte als ersten Satz gesagt, dass es stinkt, und ihn nicht gelobt, dass er schön aufgeräumt hatte. Dann ging er weg und ich schloss die Tür.

Und wie ging's Ihnen?
Carina: Gut. Nach einer Zeit bin ich zu ihm gegangen. Ich dachte, wenn ich aufräume, und er kommt in die Wohnung und merkt das nicht, das finde ich auch doof. Deswegen bin ich zu ihm gegangen und ich habe ihm gesagt: „Es tut mir leid."

Hat das etwas gebracht?
Carina: Ich denke schon. Ich schloss die Tür und bin zurück ins Wohnzimmer. Irgendwann kam auch er von alleine zurück.

Und dann haben Sie angefangen, sich zu streiten?
Carina: Er hat angefangen. Er war verärgert.

Und der Grund war, dass Sie ihn nicht wahrgenommen haben in dem, was er gemacht hat.
Carina: Ich glaube, der Hauptgrund war, dass er denkt, dass ich zu viel von mir in dem Zimmer da habe und er keinen Raum hat.

Das heißt, das gleiche Thema auch für ihn. Sie haben den Eindruck, Sie haben zu wenig Raum, und er hat den Eindruck, dass Sie sich zu viel Raum nehmen.

Carina: Es ist so, ich habe im Wohnzimmer wirklich viele Sachen von mir. Er hat mich auch schon gebeten, Sachen von mir aus gemeinsamen Räumen wegzunehmen. Das habe ich nicht getan.

Das haben Sie nicht getan, weil Sie das nicht gemerkt haben oder weil Sie denken: „Was soll das?"
Carina: Etwas von beidem. Ich wollte mein Zimmer nicht vollstopfen. So sind die Sachen überall verteilt, weil ich Sachen nicht gut wegschmeißen kann.

Sie denken, Sie haben Sachen zum Wegschmeißen?
Carina: Ich denke schon, ja.

Wann haben Sie angefangen zu lachen?
Carina: Eigentlich bald, wenn er auch ernst geguckt hat. Ich hatte einfach keine Lust, richtig zu streiten.

Da gibt es die eine Seite von Ihnen, die sich schuldig fühlt, die verletzlich ist und schnell meint: „Das hat mit mir zu tun." Sie hätten genug Gründe, bei dieser Seite zu bleiben. Doch nun kommt eine neue Seite ins Spiel. Die sagt: „Oh nein, heute habe ich keine Lust."
Diese neue Seite sagt: „Ich bin auch noch da. Ich kann in der Situation so souverän sein, dass ich sogar darüber lachen kann." Es ist absolut neu, finde ich.
Carina: Das stimmt.

Sollen wir uns mit dieser neuen Seite beschäftigen? Ich möchte Sie gerne einladen, sie kennenzulernen.
Carina: Ich merke im Augenblick … – manchmal gehe ich in mein Atelier und mir gefällt nicht, was rauskommt. Immer mehr kommt dann diese Seite und sagt mir: „Es ist egal!" Irgendwie ist es ein neuer Weg. Ich habe Malübungen in Malkursen gelernt. Ich mache sie, und wenn ich mit dem Ergebnis nicht zufrieden bin, denke ich jetzt: „Es ist egal!" Das ist neu.

Das hat auch mit Ihrer Entwicklung zu tun. Sie merken: „Ich habe eine defizitäre Seite, aber ich habe auch andere Seiten mit anderen Fähigkei-

ten, mit anderen Ressourcen, und die kommen jetzt raus." Die waren immer da.
Carina: Und dass alles auch anders geht. Es ist nicht mehr so wichtig, dass ich die Übungen perfekt mache. Es geht mehr um andere Sachen.

Wenn diese neue Seite Gestalt annehmen würde – Gegenstand oder Tier ...
Carina: ... ein Tier?

Oder so eine Gestalt.
Carina: Der erste Gedanke für die neue Seite ist ein Stein.

Hat dieser Stein einen Platz bei Ihnen – etwa in Ihrem Körper? Wo findet dieser Stein Platz?
Carina: Im Bauch, irgendwie …

Im Bauch. Dieser Stein steht für die Seite, die Sie zum Lachen bringt. Ist der Bauch der richtige Platz dafür? Oder hätten Sie den Stein lieber vor sich, wo Sie ihn sehen könnten?
Carina: Nee, im Bauch, tatsächlich im Bauch. Weil er mich ein bisschen beschwert, dass ich nicht abhebe und dass er mich erdet. Und dass er mir Raum gibt, das auch noch …

Sie sagen: „Hier, im meinem Bauch, brauche ich etwas, das mir Gewicht gibt, eine Erdung." Und wie sieht dieser Stein aus? Welche Farbe hat er, welche Größe?
Carina: Ich habe zuerst an einen Edelstein gedacht, aber ich weiß es nicht.

Welche Farbe hat der Stein?
Carina: Ich weiß es nicht …, dunkelrot …, grau …, anthrazit.

Sie haben über eine Erdung gesprochen. Könnte es etwas Richtung „Erde" als Farbe sein?
Carina: Genau, das ist es.

Was verbinden Sie mit Erdung?

Carina: Ruhe, Gelassenheit, Dasein.

Dasein. Sehr interessant. Das heißt auch: „Ich lebe nun an diesem Ort mit diesem Körper, da, wo ich bin. Ich lasse mich weniger davon beeinflussen, welcher Schritt davor war oder danach kommen wird." Und was für eine Auswirkung hat es auf Sie?
Carina: Sicherheit. Sicherheit … Irgendwie.

Eine Sicherheit, mit der Sie über bestimmte Sachen sogar lachen können.
Carina: Auch Festigkeit, dass ich nicht zu leicht umzuschubsen bin.

Sind Sie überrascht, dass sich diese neue Seite in so einer massiven Form zeigt?
Carina: Ja, schon. Ja, ich bin überrascht, weil ich mit Steinen … Ich liebe Steine …, aber ich verbinde mit Steinen immer etwas Schweres, etwas Belastendes. Aber jetzt …

In dieser Festigkeit ist viel Leben. Was möchte diese Seite mit dieser Festigkeit Ihnen sagen? Vielleicht in Bezug auf den Wunsch, „sich Platz zu schaffen"? Was heißt es, mit einem Stein jetzt und hier „da zu sein"?
Carina: Das tut gut. Es ist fast wie ein Freund.

Und was sagt „dieser Freund"?
Carina: Dass ich hier bin, dass ich wichtig bin. Ja. Dass es wichtig ist, was ich will.

Dass Sie dafür Platz brauchen.
Carina: Ja.

Und Erdung heißt, Sie stehen einfach da. Niemand hat eine Chance, Sie zu schubsen. Verstehe ich das richtig?
Carina: Schon jetzt mache ich die Erfahrung. Ich spüre diese Festigkeit in mir. Das gibt mir ein gutes Gefühl.

Dann können Sie sagen: „Ich finde meinen Platz." Und ich merke, wenn Sie darüber sprechen, dass Sie eine Ausstrahlung in Ihrem Ge-

sicht zeigen, die souverän ist. Sie merken, was für eine Rolle unser „Gut-Gehen“ für unsere Haltung spielt.
Carina: Dieser Prozess hat schon ein wenig angefangen. Wenn wir jetzt so deutlich darüber reden, merke ich, dass schon etwas in dieser Richtung in meinem Leben läuft.

Hat das auch eine Auswirkung auf die Beziehung mit anderen? Ihr Mann spürt zum Beispiel: Es sind nicht nur die paar Bücher, die im Raum sind; S i e stehen da!
Carina: Mein Mann sagt schon manchmal, ich sei fast wie ein Vorbild für ihn. Er überlege sich, ob er sich ebenfalls mehr Platz nehmen solle. Er sagt, es sei für mich fast selbstverständlich, dass ich mir den Platz nehme, dass ich für mich sorge.

Und ich denke, es geht noch ein Stück weiter. Er merkt Ihr Dasein, dieses „Ich bin da“. Was für eine Auswirkung hat das auf andere Kontakte?
Carina: Es ist sehr unterschiedlich. Beruflich kann ich ganz klar entscheiden. Ich bin nicht mehr bereit, bestimmte Sachen zu machen.

Und im persönlichen Umfeld?
Carina: Mit meiner Mutter klappt es besser. Mit meinem Sohn und seiner Freundin ist es manchmal immer noch komisch. Was noch neu ist: Ich nehme mir die Freiheit, eine E-Mail nicht sofort zu beantworten. Ich sage mir: „Ich antworte, wenn ich will.“

Das passt gut zu diesem neuen Bild, zu diesem Stein, der fest in Ihrem Bauch ist, zu dieser Souveränität: „Ich entscheide es.“ Danach läuft die Sache.
Carina: Ich hatte das bis jetzt noch nicht so gesehen. Ich kann eine Unterstützung von diesem Bild bekommen, um „da zu sein“.

Wir nehmen jetzt das neue Bild, Ihren Stein im Bauch, diese Festigkeit, und auf der anderen Seite die bedürftige Seite mit dieser Handpuppe: In der Mitte sind Sie. Wer können Sie werden? Vielleicht auch mit einem Bild.
Carina: Hm …

Letztes Mal hatten Sie der unsicheren Seite von Ihnen die Gestalt einer Handpuppe gegeben. Sie hatten diese Seite richtig gewürdigt und anerkannt. Dadurch haben Sie einer neuen Seite, die Sie unbewusst in der letzten Zeit erlebt haben, erlaubt, sich zu entwickeln. Nun zeigt sich diese neue Seite: ein Stein im Bauch, der Festigkeit vermittelt. Beide Seiten können miteinander kommunizieren. Die eine kann die andere ergänzen. Sie stehen in der Mitte.
Carina: Ich kopple die beiden Bilder. Ich bin die Handpuppe. Und ich bin der Stein.

Das sind Seiten von Ihnen.
Carina: Da kann ich mich entspannen. Ich habe neue Möglichkeiten, mit Situationen umzugehen, ich habe diese Bilder …

Und Sie sind die entspannte Frau in der Mitte …

(Sie lacht.)

Carina: Ein Bild: wie ein Faultier.

(Sie lacht weiter.)

Oh, ein Faultier.
Carina: Ein Faultier, das im Wald oder im Dschungel auf einem Baum hängt.

An einem Baum: Sie hängen da.
Carina: Ich hänge …, schlafe und hänge …, die absolute Entspannung!

(Sie lacht weiter.)

Ein schönes Bild.
Carina: Sehr ruhig, diese langsame Bewegung.

Und Sie können schauen, wie die Kontakte zwischen Handpuppe und Stein laufen …
Carina: Es gefällt mir, das Bild, da in der Mitte zu sein …

Was findet das Faultier noch?
Carina: Ruhe, endlich Ruhe. Weg von diesem Gedanken: „Was denken die anderen?“; „Was wollen die anderen?“

Wenn Sie so da hängen, sind diese *Gedanken nicht mehr wichtig.*
Carina: Ich bin da bei mir. Es ist nicht mehr wichtig, was ich machen müsste.

Kann dieses Faultier auch träumen?
Carina: Ja, absolut.

Wovon?
Carina: Das Faultier macht nur das, wozu es Lust hat. Es lässt sich nicht antreiben.

Was macht es stattdessen?
Carina: Es macht alles in *seinem* Tempo.

Diese Souveränität: „Ich entscheide in meinem Tempo. Zuerst hänge ich da. Und es geht mir sehr gut dabei.“
Carina: Im Prinzip bin ich ein Typ, der immer „macht“. Ich mache und mache, habe immer Lust, neue Dinge auszuprobieren. Das Faultier kommt mir ein wenig konträr vor. Aber vielleicht es ist nicht so …

Warum „Entweder-oder“? Ein Sowohl-als-auch könnte ebenso möglich sein. Viele Aktivitäten können weiterlaufen, und Sie können sie aus dieser neuen Perspektive, aus dieser Ruhe, beobachten:
„Ich kann als Faultier da bleiben. Wenn ich etwas erledigen sollte, werde ich mein Potenzial investieren. Aber mit dieser Souveränität, aus dieser Haltung heraus.“
Sie merken, es ist eine neue Einstellung. Sie fangen mit dieser Entspannungshaltung an. Können wir vielleicht schauen, was Ihr Organismus dazu sagt?

(Sie legt ihre Hand auf den Bauch und lässt sie für eine Weile da.)

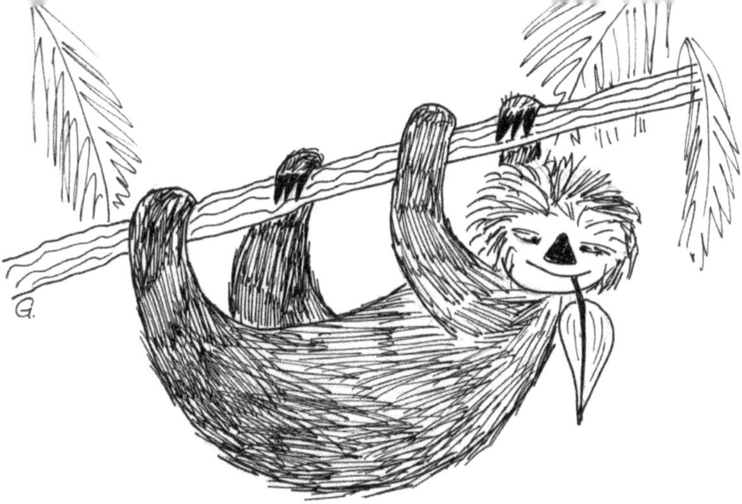

Carina: Ich finde es jetzt nicht so …, nicht so konkret … Es ist trotzdem … Es ist ein Gefühl, das zu dem Bild passt, es ist passend …

Können wir sagen, dass so ein Zustand immer mehr Normalität wird? Er ist einfach da. „Da finde ich meine Ruhe"?
Carina: Es geht mir gut so.

Können Sie sich vorstellen, sich so ein Faultier als Stofftier zu besorgen?
Carina: Das Bild an sich gibt mir schon sehr viel: Vielleicht werde ich das malen.

Das können Sie als Bild vielleicht vor sich haben, als Erinnerung.
Carina: Ich fühle das … Das mit dem Faultier ist ein schönes Bild ..., ich spüre das.

„Der Körper lügt nicht"
Interview mit dem Coach

Frage: Warum erkundigen Sie sich am Anfang der Sitzung nach dem letzten Gespräch?
Coach: Um zu verstehen, ob ein Prozess in Gang gekommen ist.

In diesem Fall weiß die Klientin es nicht mehr so genau. Sie antworten verständnisvoll: „Es ist schon lange her."
Coach: Dieses „Es ist schon lange her" könnte wie Smalltalk wirken. Es ist anders. Ich möchte den Eindruck vermeiden, dass sie die Hausaufgaben nicht gemacht hat, dass sie denkt, sie sei nicht gut. Sie ist nicht die Schülerin, die zum Lehrer geht und sagt: „Ich muss mich entschuldigen, ich habe die Hausaufgaben nicht gemacht."

Keine Schuldgefühle aufkommen lassen.
Coach: Keine Schuldgefühle.

Sie erläutern ihr, dass unbewusst ohnehin alles gespeichert ist.
Coach: Ich bekomme oft die Rückmeldung, dass in einer Situation, in der die Leute es brauchen, sie urplötzlich das Bild vor Augen haben. Und sie können mit dem Bild neue Lösungen finden.

Zwischen den beiden Gesprächen liegen fünf Wochen. Machen Sie sich Notizen nach einem Gespräch, oder haben Sie alles im Kopf?
Coach: Ich mache mir am Ende jedes Gespräches stichwortartige Notizen. Diese drei, vier Sätze lese ich vor dem Gespräch. Sie kommt mit Themen wie: „Was ist in mir? Was mache ich? Wo bleibe ich?", und dann fängt sie an, aktuelle Situationen in der Beziehung mit ihrem Mann zu schildern. Zuerst ist da eine starke Auseinandersetzung mit Vorwürfen von beiden Seiten. Am Ende lachen beide.

Sie meint, dass „Lachen" etwas Neues sei. Sonst habe sie am Ende immer Schuldgefühle.
Coach: Sie kommt nach Hause, und ihr erster Satz ist verletzend:

„Es stinkt." Der Mann hat aufgeräumt und geputzt – und alles, was sie merkt, ist, dass es stinkt, weil eine faule Apfelsine auf dem Tisch geblieben ist. Der Mann zieht sich zurück. Die typische Reaktion der Frau wäre gewesen, ein schlechtes Gewissen zu haben, weil er weggegangen ist. Vielleicht hätte sie ihm ein bisschen Zeit gelassen, aber dann wäre sie zu ihm gegangen. Auf gar keinen Fall hätte sie eine Tür dazwischen zugemacht. Doch genau das tut sie jetzt: Sie schließt die Tür. Das ist neu.

Warum ist das so wichtig?
Coach: Es ist wichtig, weil eines ihrer Themen ist, dass die anderen bestimmen. Dass sie von den Gefühlen der anderen abhängig ist, angefangen bei der Mutter.

Sie kann klare Grenze setzen: Zwischentür zugemacht, allein Essen gemacht, allein Fernsehen geschaut.
Coach: Zudem schildert sie diese Episode mit ihrem Vater. Sie begleitet ihn zum Zahnarzt und bleibt lange bei ihm. Sie hat die Möglichkeit, sich um ihn zu kümmern. Ganz neu und positiv für sie: Sie kann Verantwortung für ihn übernehmen, unabhängig von ihrer Mutter.

Sie ist positiv überrascht und kommt mit einem guten Gefühl zurück.
Coach: Und was findet sie? Oder besser gesagt: Was findet sie nicht? Sie findet keinen Raum für sich in der Beziehung. Es ist ein starker Kontrast: Sie hat endlich ihren Platz in ihrer ursprünglichen Familie gefunden, spürt jedoch keinen in der Beziehung mit ihrem Mann.
Im Streit mit ihrem Mann wirft der ihr vor, dass so viele Sachen von ihr in gemeinsamen Räumen lägen.

Und sehr schnell fühlt sie sich schuldig.
Coach: Die Lösung liegt in der Zusammenarbeit der beiden Seiten.
Ich lade sie ein, andere Ressourcen in sich zu finden. Dann nimmt sie eine neue Seite wahr. Es ist fast so, als ob sie sagen würde: „Mich schuldig zu fühlen, das kenne ich schon. Langweilig. Dazu habe ich heute keine Lust."

Wer gibt ihr diese Ressourcen?
Coach: Die sind vorhanden. Sie sind gespeichert und können jederzeit aufgerufen werden. Das ist ein wichtiger Punkt des hypnosystemischen Ansatzes. Es nicht so ist, dass neue Ressourcen und Fähigkeiten von außen gefunden werden sollten.

Das heißt, in jedem Menschen sind Fähigkeiten schon da. Nur sind sie nicht aktiviert.
Coach: Genauso, wie einer ein Problem hat, hat er in sich die Lösung. Das bedeutet: Genauso, wie die Netzwerke von schlechten Gewohnheiten und Problematiken im Gehirn gespeichert sind, sind die Antworten gespeichert. Was oft fehlt, ist die Möglichkeit, diese neuen Netzwerke zu aktivieren.

Warum ist es wichtig, beiden Seiten eine Gestalt zu geben?
Coach: Ein Thema bei Carina ist, dass sie sich leicht beeinflussen lässt. Daher lasse ich ihr bei der Arbeit mit dem Stein die Freiheit, die Größe und die Farbe zu beschreiben. So beginnt bei ihr ein Prozess. Sie gibt dem Stein einen Platz und eine Farbe. Am Ende dieses Weges findet sie Ruhe, Gelassenheit und Sicherheit. Eine Bestätigung kommt auch von ihrem Organismus. Sie fühlt sich gelassener, ruhiger. Diese Gefühle erlebt sie als passend, als „Normalität". Ein Prozess ist schon in Gang. Fast immer frage ich am Ende eines Gespräches, welche Reaktion aus dem Organismus kommt. Der Körper lügt nicht und kann auf einer unbewussten Ebene wichtige Antworten geben.

Der hypnosystemische Ansatz verlangt einen aktiven Coach.
Coach: Vom ersten Moment an bist du als Coach aktiv. Du beteiligst dich an dem Prozess immer mit dem Gedanken: „Ich biete etwas an." Du lädst ein. Jeder findet in seinem inneren System seine eigenen Wege.

„Vielleicht eine wie Pippi Langstrumpf"
Carina im Gespräch mit dem Coach (II)

Carina: Als ich gestern mit meinem Mann gesprochen habe, habe ich festgestellt, dass ich Sachen verheimliche. Schon als Kind habe ich das gemacht. Als ich noch in der Grundschule war, hatte ich eine Blasenentzündung. Wir wohnten zu der Zeit auf dem Land. Ich war im Schulbus und musste mir in die Hose machen. Ich habe mich auf meine Jacke gesetzt, weil die Hose schon nass war. Es war mir sehr unangenehm.

Coach: Hat jemand das gemerkt?
Carina: Meine Mutter bestimmt. Aber die anderen Kinder wahrscheinlich nicht. Ich habe mich nicht getraut, darüber mit meiner Mutter zu sprechen, weil es mir unangenehm war. Sie muss es gemerkt haben, weil sie die Wäsche gewaschen hat. Aber wir haben nie darüber gesprochen, weder ich noch sie.

Was war gestern?
Carina: Der Auslöser war ein Gespräch mit meinem Mann. Plötzlich war dieses Bild von damals da, die nasse Hose im Schulbus.

Sollte ich mich fragen, wie viel Sie vor mir verheimlichen?
Carina (lacht): Vor Ihnen? Nichts.

(Sie lacht weiter.)

Okay. Ich glaube Ihnen.
Carina: Als ich zehn oder elf war, sind meine Zehennägel eingewachsen. Es war mir unangenehm. Meiner Mutter habe ich lange nichts gesagt, bis ich irgendwann nicht mehr konnte. Die Schmerzen waren so groß, dass ich nicht mehr laufen konnte. Ich musste operiert werden. Gestern beim Gespräch mit meinem Mann ist mir das ganz klar in den Sinn gekommen: „Ich verheimliche." Damals – und heute mache ich es ähnlich.
Vergangenen Donnerstag habe ich den Schlüssel von dem Raum zurückgebracht, in dem wir Qigong machen. Claus hat den Schlüssel entgegengenommen. Ich hatte ihn lange nicht mehr

gesehen. Wir waren vielleicht höchstens drei Minuten zusammen. Dann sagte er: „Lass uns irgendwann zusammen etwas essen gehen." Plötzlich war ich wieder in diesem Film. Ich möchte mit Claus etwas unternehmen. Doch ich traue mich nicht, das meinem Mann zu sagen.
Gestern war das Bild wieder da, das Bild von diesem siebenjährigen Mädchen, das in die Hose gemacht hat. Mir war klar: Es ist eine Struktur, die ich in mir habe.

Möchten Sie diese Struktur pflegen oder verstärken?
Carina: Eigentlich möchte ich das auflösen, weil es mich nervt. Der Punkt ist: In der Stadt, wo ich mit meinem Mann lebe, mache ich kaum etwas mit anderen Leuten. Ich treffe mich nicht mit Freunden. In der Stadt, aus der ich komme und in die ich regelmäßig zur Arbeit fahre, treffe ich mich immer wieder mit guten Freunden. Mein Mann trifft sich regelmäßig mit den Leuten von der Motorrad-Gruppe. Auch eine bestimmte Frau, die mein Mann nett findet, ist dabei.
Bei der letzten Tour hat er mich gefragt, ob ich nicht mitfahren möchte, er würde mit ein paar Leute einen trinken gehen. Ich wollte nicht so gerne, weil das alles Leute von der Motorrad-Gruppe sind. Er meinte, ich könne auch danach dazukommen, wenn ich Lust hätte. Ich bin nicht dahin gegangen. Er ist sehr spät zurückgekommen. In der letzten halben Stunde, als ich auf ihn gewartet habe, habe ich mich geärgert. Zuerst war ich nicht eifersüchtig, aber danach total. Als er wiederkam, bin ich richtig hochgegangen. Er meinte, eigentlich sei es ihm auch lieber, dass ich nicht dabei gewesen sei. Das war unschön …

Danach haben Sie Claus getroffen und Ihrem Mann nichts davon erzählt.
Carina: Ich möchte nicht mit meinem Mann über Claus sprechen, weil ich Angst habe, dass ich rot werde und mein Mann spüren könnte, dass ich noch etwas für ihn empfinde. Eigentlich verheimliche ich meine Gefühle für Claus.

Was würde passieren, wenn Ihr Mann Ihre Gefühle für Claus wahrnehmen sollte?

Carina: Er würde mir die Hölle heißmachen und mir vorwerfen, bei ihm würde ich eifersüchtig sein, mich aber selber mit dem Mann, mit dem ich früher geschlafen habe, treffen und essen gehen.

Gehen Sie bitte noch weiter.
Carina: Dann ist es wie ein Hebel, den er einsetzt. Er sagt, ich hätte mit dem Claus geschlafen. Und dann bleibe ich stumm. Natürlich habe ich kein Recht, eifersüchtig zu sein, und dann hänge ich fest. Gestern wollte ich es ihm ganz bewusst sagen. Doch die Stimmung war so schön mit ihm, dass ich dachte, ich möchte diese Stimmung nicht zerstören. Ich finde immer einen Grund. Es ist ein Hin und Her. „Ich sage es ihm, ich sage es nicht." Zum Schluss bleibt alles so, wie es ist.

Es kommt wieder das Bild von der Siebenjährigen, die noch heute etwas zu verheimlichen versucht.
Carina: Es fühlt sich mindestens so an.

Ich habe den Eindruck, dass Sie mir gegenüber sehr offen sind, obwohl sehr viele intime Themen in diesem Raum herauskommen. Wo ist der Unterschied?
Carina: Vielleicht, weil Sie nicht bewerten.

Ist es das, was Sie auch von anderen brauchen?
Carina: Das wäre schön.

Könnte zuerst die folgende Frage kommen: „Was wünsche ich mir vom anderen, im Moment etwa von meinem Mann?"
Carina: Das Thema Sexualität hat bei uns ständig mit Wertung zu tun. Jede Reaktion, was ich gemacht habe, was ich nicht gemacht habe, wird mit einem Kommentar belegt.

Was meinen Sie mit Bewertung?
Carina: Ein frisches Beispiel von heute Morgen. Wir haben zusammen dagelegen und Fernsehen geschaut. Ich habe mich an ihn rangekuschelt und meine Hand auf seinen Bauch gelegt. Da meinte er: „Willst du was von mir?" Ich habe sofort meine Hand

zurückgezogen. Ich hatte keine Lust mehr, und ich habe nur gesagt: „Ich denke, wir haben ein Problem."

Sie hat gestört, dass es zu einer Beurteilung, einer Bewertung gekommen ist?
Carina: Ich wollte ihn nur ganz einfach streicheln, ohne andere Gedanken.

Wenn Sie mit Ihrem Mann so etwas machen, möchten Sie, dass das nicht bewertet, sondern ganz einfach akzeptiert wird.
Carina: Genau das. Mein Mann macht dasselbe mit sich selber: Er bewertet sich sehr stark; er nimmt sich ganz genau unter die Lupe. Und für ihn ist klar, dass er das auch bei mir so macht … Ja, gut.

Was meinen Sie mit „gut"?
Carina (lacht): Nicht „gut".

Wir wollen nicht beurteilen: gut oder nicht gut. Wichtig ist, dass es Ihnen nicht gut geht. Können wir wieder an dieses siebenjährige Mädchen denken? Wie damals, passiert es auch jetzt. Wenn Sie sich zeigen, bekommen Sie Angst, dass Sie einen auf den Kopf bekommen, etwa in Form einer Beurteilung. Weil diese Angst kommt, werden sie handlungsunfähig.
Carina: Ich überlege, ob das schon früher angefangen hat, mit der Eifersucht auf meinen Bruder. Zumindest dachte ich damals: „Ich kann das nicht zeigen, ich kann das nicht äußern." Ich denke, meine Mutter hat das Gefühl der Eifersucht nicht gekannt, weil sie das dritte Kind war, mit zwei älteren Schwestern – 15 und 13 Jahre älter. Sie ist wie ein Nesthäkchen aufgewachsen. Es gab keine Konkurrenz mit den Schwestern, und sie hat das Gefühl bei anderen nicht wahrgenommen. Bei mir ist es vielleicht passiert, dass ich in Bezug auf meinen Bruder das Gefühl der Eifersucht zurückgehalten habe. Ich dachte, ich könne das nicht äußern, und nahm mich zurück. Ich habe alleine im Bett geweint. Deswegen vielleicht auch dieses Verheimlichen.

Bleiben wir zuerst bei dem siebenjährigen Mädchen. Was denken Sie, wenn wir – aus der Zukunft kommend – einen Besuch unternehmen: Was braucht das Mädchen heute?
Carina: In dem Augenblick, als das passiert ist, wäre es gut gewesen, wenn jemand da gewesen wäre, der es gemerkt hätte und freundlich gesagt hätte: „Es ist alles in Ordnung, es ist alles gut." Leise, ohne dass die anderen das mitkriegen.

Wer könnte diese Rolle aus der Zukunft übernehmen?

(Sie lacht.)

Carina: Ich weiß es nicht. Ja, ich denke, ich …

Ich habe auch an Sie gedacht. Würden Sie das ausprobieren?

(Sie überlegt eine längere Zeit.)

Carina: Ich würde ihr sagen …, aber vielleicht muss ich gar nichts sagen …, einfach nur freundlich da sein …

Sie können ausprobieren, was besser ist. Gehen Sie dahin als alte Dame oder als junge Frau? Sie kennen das kleine Mädchen: Was kommt bei ihr am besten an?
Carina: Zuerst als Frau in meinem Alter, jetzt, heute, und auf der anderen Seite vielleicht auch als gleichaltriges Mädchen, vielleicht ein Jahr älter. Sie soll merken, dass die andere da ist, dass sie nicht mehr allein ist.

Sie können auch zu zweit dahingehen. Wäre das eine Idee?
Carina: Ich denke, wir gehen getrennt dahin. Zuerst die Gleichaltrige. Ja, es ist eine Gleichaltrige.

Ist es ein anderes Mädchen? Denken Sie an jemanden Bestimmtes? Eine gute Freundin von damals?
Carina: Ich hatte eine gute Freundin. Sie war drei Jahre älter als ich. Vielleicht eine Schwester eher, meine beste Freundin …

Es könnte auch eine Figur aus einem Märchen oder einem Spielfilm sein.

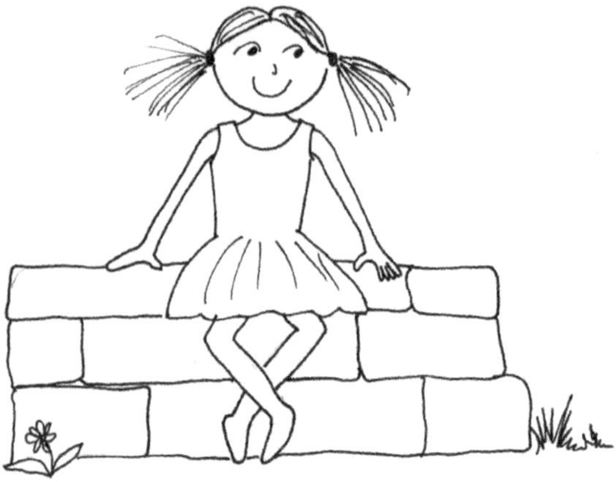

Carina: Vielleicht eine wie Pippi Langstrumpf.

Was vermittelt Pippi Langstrumpf diesem kleinen Mädchen?
Carina: Dass sie sich nicht schämen muss. Dass sie sich keine Sorgen machen muss. Dass sie keine Angst haben muss.

Wie reagiert das kleine Mädchen?

(Sie überlegt.)

Carina: Vielleicht ist es auch etwas anderes. Das könnte gut sein. Was ich mir gut vorstellen kann, ist so eine Freundin, die ein bisschen ruhiger ist.

Gab's tatsächlich diese Freundin?
Carina: Nein, nicht so. Es ist mehr eine Wunschfreundin.

Eine ideale Freundin.
Carina: Ja.

Und diese Freundin geht zu dem Mädchen hin. Was ist bei ihr anders als bei dem Mädchen?
Carina: Ich denke, sie kann die Kleine gut verstehen. Das ist das Wichtigste.

Sie kann sie gut verstehen.
Carina: Sie ist ihr sehr ähnlich. Das alleine würde mir schon helfen … Es ist der Gedanke, dass da jemand ist, der ähnlich fühlt,

der auch genauso Angst hätte, und trotzdem kann sie mich unterstützen, weil sie mich versteht.

Und wie kann sie Sie unterstützen?
Carina: Indem sie mir vielleicht ihre Jacke gibt. Und sie sagt: „Man sieht nichts." So etwas. Aber so leise, dass die anderen das nicht mitkriegen. Und das kleine Mädchen freut sich und fühlt sich nicht ganz allein. Die Freundin nimmt die Angst weg, dass so etwas unnormal ist.

Was für eine Auswirkung hat das, wenn das Mädchen danach zu ihrer Mutter geht?
Carina: Die Freundin würde mitkommen. Das kleine Mädchen würde dabei denken: „Es kann mir nicht viel passieren, wenn sie dabei ist." Und dann würde vielleicht meine Mutter nicht so reagieren …

Langsam. Würde sie ihrer Mutter etwas sagen? Früher hat sie nichts gesagt.
Carina: Ich glaube schon. Wenn die Freundin da ist, spürt sie eine Sicherheit, mit der sie ihrer Mutter sagen kann: „Mama, ich habe in die Hose gemacht."
Und ich fühle mich stärker, einfach sicherer und auch ein wenig unabhängiger. Ich denke, auch wenn meine Mutter jetzt schimpft, kann ich mit der Freundin gehen …

Es wäre schön, auch heute so eine Freundin zu haben.

(Sie lacht.)

Zuerst haben wir einen Besuch aus der Zukunft in die Vergangenheit gemacht. Können wir auch heute eine Freundin einladen?
Carina: Ja.

Was für einen Unterschied würde das heute machen?

(Sie lacht.)

Carina: Heute sind die Probleme größer.

Auch die Freundin könnte größer sein.

(Sie lachen gemeinsam.)

Carina: Ich denke, ich hätte lieber eine Erwachsene dabei.

Wo sollte diese Freundin bei Ihnen Platz haben?
Carina: Im Rücken, ich glaube schon, ja.

Überlegen wir. Genauso wie damals die Kleine mit der Freundin zu ihrer Mutter gegangen ist und den Mut gefunden hat, zu sagen: „Mama, ich habe in die Hose gemacht", so kommen Sie jetzt mit dieser Freundin zu Ihrem Mann …
Carina: Wenn ich diese Gedanken habe, wenn ich nicht allein bin, kann mir nichts passieren. Was soll mir passieren?

Wie sieht diese Freundin aus?
Carina: Ich weiß es nicht, es ist so … – vielleicht wie eine Zwillingsschwester.

Wie erleben Sie diese Zwillingsschwester im Rücken?
Carina: Sie ist einfach da.

Es gibt diesen Ausdruck: „den Rücken stärken". Sie ist einfach da. Ich möchte Sie einladen zu schauen: Was passiert, wenn die Erwachsene von heute mit ihrer Zwillingsschwester vor ihrem Mann steht?
Carina: Es fühlt sich fast an wie Panik. Es ist erstaunlich, es unterscheidet sich nicht großartig von dem Gefühl, das ich damals vor meiner Mutter hatte.

Was macht Ihre Zwillingsschwester im Rücken, wenn sie spürt, dass Sie in Panik geraten?
Carina: Sie nimmt meine Hand.

Rechts, links?
Carina: Eigentlich … rechts.

Welche Auswirkung hat das?

Carina: Ich spüre sie noch mehr und sie gibt mir einen Händedruck: „Du schaffst das schon."

Sie stehen vor Ihrem Mann wie damals – im Bild – vor Ihrer Mutter und sagen: „Ich habe in die Hose gemacht."
Carina (lacht): Ja.

Aber Sie sind nicht alleine.
Carina: Dann kann ich mir sogar vorstellen, dass ich ganz einfach sage: „Ich möchte mich mit dem Claus treffen."

Sie spüren diese Kraft von Ihrer Zwillingsschwester in Ihrer Hand.
Carina: Dann kann ich meinem Mann sagen: „Ich treffe mich mit dem Claus. Ich möchte mit ihm etwas ausmachen."

Nun ist es raus: „Ich habe in die Hose gemacht."
Carina (lacht): Dann ist alles schon passiert. Es kann nichts Schlimmeres mehr kommen. Die Überwindung ist schon da …

Wie geht es Ihnen dabei?
Carina: Viel besser, weil ich mich getraut habe.

Können wir schauen, was für eine Auswirkung das auf Ihren Organismus hat.
Carina: Ja, leichter.

Was bedeutet leichter?
Carina: Dass ich gesagt habe, wie es ist, wie es bei mir ist, wie ich es fühle.

Wo spüren Sie diese Erleichterung?
Carina (zeigt mit der Hand auf das Brustbein): Im Herzen. Im Bauch.

Im Herzen da oben?
Carina (lacht): Haha …

(Sie lässt Luft raus.)

Carina: In der Brust …, in der Lunge …, an meiner Atmung.

Das heißt, da kommt Luft, frische Luft.
Carina: Ja.

Frische Luft? Auch in der Beziehung?
Carina (lacht): Ja, ja.

Weil Sie denken, es ist raus?
Carina: Es ist mehr die Erleichterung, dass es jetzt raus ist.

Sie spüren, Sie kriegen frische Luft, und es geht Ihnen gut dabei. Was passiert mit der Zwillingsschwester? Sollen wir sie behalten?
Carina: Ja, klar.

Da in Ihrem Rücken?
Carina: Ja.

Möchten Sie der Zwillingsschwester etwas sagen?
Carina: Einfach „Danke!".

Wie reagiert sie?
Carina: Sie freut sich einfach.

Woran spüren Sie das?
Carina: Weil sie lacht und weil sie mich an der Hand noch mal drückt.

Können Sie sich vorstellen, das Bild „die Hand von Ihrer Zwillingsschwester gedrückt" mitzunehmen und – wenn Sie in Kontakt mit anderen Leuten kommen – zu beobachten und zu erleben, was für eine Auswirkung das hat?
Carina: Auf jeden Fall.

Dann sind Sie alleine hierhergekommen und gehen zu zweit hier wieder heraus.

(Sie lachen gemeinsam.)

„Meine Oma würde sich freuen"
Carina im Gespräch mit dem Coach (III)

Carina: Als mich eine Freundin gebeten hat, einen Tag mit ihr zu verbringen, habe ich mich entschieden, etwas mit meinem Sohn zu machen. Wenn mehrere Sache zusammen laufen, gerate ich in Stress. Diesmal habe ich die Kraft gehabt, Nein zu sagen. Ich habe mich intensiv nur mit einer Sache beschäftigt. Dadurch habe ich weniger Stress erlebt.

Coach: Was haben Sie stattdessen erlebt?
Carina: Ruhe, ich denke Ruhe.

Ich muss an das Bild denken, das Sie hier in diesem Raum gebracht haben: ein Faultier, das an einem Baum hängt und mit Gelassenheit Abstand bekommen kann, und die Gelassenheit erlaubt ihm, alles anders zu erleben.

(Sie lacht.)

Fühlen Sie nun etwas Ähnliches?
Carina: Ich weiß es nicht. Als ich hierhergefahren bin, habe ich gedacht, ich bin am Ende. Ich habe gedacht, ich brauche Urlaub. Ich habe gedacht, ich könnte etwas Gutes für mich brauchen.

Vielleicht wie ein Faultier an einem Baum hängen?

Carina (lacht): Ja, genau das.

Wie fühlen Sie sich, wenn Sie an dieses Bild denken?
Carina: Ich habe gedacht, ich könnte vielleicht ein paar Tage ins Kloster gehen, um diese Ruhe zu finden.

Sie könnten auch im Kloster sein und wie ein Faultier an einem Baum hängen.
Carina: Warum nicht?

Ich denke, es ist egal, an welchem Ort Sie sind. Mit dem Bild, als Faul-

tier an einem Baum zu hängen, ist ein Zustand da, den Sie überall haben können.
Carina: Es ist erstaunlich, weil ich in dieser Zeit lediglich denke, dass ich so viel zu erledigen habe: Da ist meine Arbeit, mein Kind, meine Beziehung, meine Tätigkeit als Künstlerin. Ich erlebe nur Stress.

Wir haben schon darüber gesprochen, dass die Realität nicht vorgegeben ist: Wir konstruieren sie. Es ist immer wichtig, in welcher Beziehung ich zu diesem und jenem Erlebnis stehe. Der Inhalt ist zweitrangig, zuerst kommt die Beziehung zu dem Erlebnis: Wie komme ich damit in Kontakt? Die Zwischenwirkung … Das gilt für Symptome, Krankheiten, Schwierigkeiten genauso wie für angenehme Erlebnisse. Wie komme ich in Beziehung mit diesem Erlebnis?
Ist es für Sie in Ordnung, wenn ich das noch mal wiederhole?
Das Bild vom Faultier ist bei mir geblieben.
Carina: Bei mir auch.

Und deswegen kommen wir auch zu diesem Bild zurück. Können wir etwas von dieser Haltung in den aktuellen Situationen umsetzen? Sie wissen auch, wie wichtig Bilder sind.
Und vor allem durch Ihre Tätigkeit als Künstlerin haben Sie eine besondere Beziehung zu Bildern. Ein Bild kann für Sie auch etwas Lebendiges sein. Und auch wenn wir uns eine Zeit lang von diesen Schwierigkeiten, vom Stress, überwältigt fühlen, können wir doch zurück zu dem Bild kommen und wieder eine Beziehung zu diesem Bild herstellen. Ich möchte Sie einladen, zu dem Bild zurückzukehren.
Durch dieses Bild können wir, zum Beispiel bei Stress, eine Realität konstruieren, wo dann Ruhe kommt. Es sind bekannte Sachen, die ich jetzt wiederhole, aber ich möchte Sie erneut einladen, Bilder zu nutzen, um eine andere Realität zu konstruieren.

(Sie nießt.)

Gesundheit.
Carina: Ich bekomme in dieser Jahreszeit oft Heuschnupfen.

Wie kommen Sie damit zurecht?
Carina: Ich lasse das einfach laufen. Das stört mich nicht so.

Sie merken, das ist eine Bestätigung für das, worüber wir gerade reden. Es gibt Leute mit dem gleichen Symptom, die darunter leiden, und das Symptom kann das ganze Leben beeinflussen. Sie haben Ihre Art gefunden, mit diesem Symptom in Kontakt zu kommen. Auch in dem Zusammenhang kann ich wieder an das Bild denken: Sie hängen als Faultier an einem Baum.
Carina: So kann man die Sache sehen.

Hat es eine Auswirkung, wenn Sie aus dieser Position über eine neue Beziehung zu dem Heuschnupfen nachdenken? Sie könnten sich fragen: Wer oder was kann mich unterstützen, wenn ich zum Beispiel in dieser Zeit in die Natur gehen möchte?
Carina: Wenn ich mir vorstelle, dass ich vielleicht ein Netz oder besser ein Moskito-Netz rund um mich herum habe, könnte das ein Schutz sein.

Haben Sie das Bild irgendwoher?
Carina: Ich denke an ein Moskitonetz, das ich auf einem Bett gesehen habe.

Welche Farbe?
Carina: Weiß. Und es sollte riesig sein, damit es mich umfasst und meine Bewegungen nicht einschränkt.

Wenn Sie das nächste Mal in der Natur sind, können Sie mit dieser Vorstellung – vom Netz geschützt – ausprobieren, ob das einen Unterschied macht.
Carina: Ich werde natürlich auch das Bild vom Faultier mitnehmen. Dadurch kann vielleicht noch mehr Gelassenheit entstehen.

Sie merken, wir können ständig Realitäten konstruieren. Ich denke, Sie können das gut verstehen. Wenn Sie vor einem weißen Blatt sitzen, ist das zuerst nur weiß. Und für mich als Nichtkünstler bleibt es weiß. Dann kommen Sie und lassen auf dem weißen Blatt durch Gestaltung und Farbe etwas entstehen. Sie konstruieren etwas aus diesem Weiß. Und es ist genau das, was wir auch in unserem Leben machen können.

Carina: Es ist lustig, was Sie sagen. Ich habe gerade am letzten Montag ein weißes Blatt vor mir gehabt, und ohne zu überlegen habe ich mit meinem Bleistift unbewusst angefangen, etwas zu malen. Danach ist ein Bild entstanden.

Sie können das auch ausprobieren mit dem Bild von Ihrer Zwillingsschwester im Rücken und mit dem Netz und allem, was Sie noch brauchen, um unterwegs zu sein, in der Natur zu sein. Alle anderen Leute sehen nur eine Frau. Sie aber wissen, Sie sind nicht alleine unterwegs.
Sie werden sehen, es passiert ganz unwillkürlich, was Sie sich wünschen. Die Vorbereitung ist natürlich gewollt. Was sich jedoch danach entwickelt, das passiert ganz von alleine, es passiert unwillkürlich. Was in unserer unbewussten Seite gespeichert ist, kann im richtigen Augenblich aktiv werden.
Was für eine Auswirkung hatte das Gespräch vom letzten Mal über die Beziehung mit der Zwillingsschwester?
Carina: Konkret habe ich keine Gelegenheit gehabt, das umzusetzen, was ich mit meinem Mann und mit Claus vorhatte. Im Augenblick ist es mir zu viel. Außerdem habe ich keine Lust, mich mit Claus zu treffen.

Irgendwann werden Sie vielleicht dieses Bild brauchen, und es ist einfach da. Haben Sie eine Möglichkeit gehabt, mit der Zwillingsschwester schöne Momente zu erleben?
Carina: Es war auf jeden Fall so, dass ich es in kurzen Momenten als beruhigend erfahren habe, dass sie da ist. Komischerweise ist noch dazugekommen, dass meine Oma, die Mutter meines Vaters, plötzlich auch als Bild da war. Aus dem Reich der Toten hat sie sich ein wenig „verlagert". Ich konnte ganz nah dran sein. Dabei habe ich ihre Unterstützung gespürt. Es war erstaunlich, dass ich durch die Unterstützung meiner Zwillingsschwester zu dieser Nähe zu meiner Oma gekommen bin.

Es scheint, dass Sie eine starke emotionale Bindung zu Ihrer Oma erlebt haben.
Carina: Ja, es war so: eine große Nähe.

Ich finde sehr interessant, wie Sie den Kopf nach rechts gedreht haben und mit dem ganzen Körper in diese Richtung gezeigt haben, fast wie bei einer Begegnung mit einem anderen Körper.
Carina: Habe ich das gemacht? Echt? Ich spüre sie wirklich auf der rechten Seite, an der Schulter.

Sie haben nicht nur eine Zwillingsschwester im Rücken. Sie haben auch Ihre Oma an der rechten Schulter, und Sie können jederzeit Ihren Kopf auf ihren Schoß legen.
Carina: Ich spüre Zuwendung.

Das können Sie als Zeichen mitnehmen: Wenn Sie in einer Situation sind, wo Sie Wärme und Zuwendung brauchen, können Sie einfach mit dem Kopf ein bisschen nach rechts gehen und dadurch diesen Kontakt entstehen lassen. Die anderen werden das nicht merken. Sie jedoch werden sofort einen anderen Zustand erreichen, oder?
Carina: Ich mache das schon manchmal für mich. Hauptsächlich, wenn ich für mich alleine bin. Ich könnte das auch in anderen Situationen ausprobieren.

Ich denke, es ist sehr wichtig, wenn Sie alleine sind, dass Sie einen Weg finden, ein gutes Gefühl für sich zu haben. Dadurch kommt der ganze Organismus in einen anderen Zustand. Wenn Sie für sich Kraft tanken, können Sie außerdem noch besser mit anderen umgehen. Mit Ihrer Oma besteht eine lebendige Beziehung. Denken Sie, Ihre Oma wäre mit Ihnen zufrieden?
Carina: Ich glaube schon, doch. Ich denke, meine Oma würde sich freuen zu sehen, was sich in meinem Leben ereignet. Sie sieht bei mir vielleicht, was sie auch machen wollte und nicht konnte, und sie freut sich, dass ich das realisiert habe. Ich denke, sie wäre stolz auf mich.

Sie bekommen von Ihrer Oma diese Wärme, diese Zuwendung und geben ihr eine Freude zurück. Sie schenken mit Ihrem Leben Ihrer Oma etwas zurück.
Carina: Das ist ein neuer Gedanke: „Ich kann meiner Oma Freude zurückschenken. Was ihr in ihrem Leben nicht möglich war, kann sie in meinem Leben sehen."

Was für eine Auswirkung hat diese starke Beziehung zu Ihrer Oma auf Ihren Organismus?
Carina: Ich merke, mit den neuen Bildern von heute geht's mir viel besser. Als ich hierhergekommen bin, habe ich gedacht, ich breche zusammen. Ich spüre jetzt eine Gelassenheit in mir. Zuerst wieder das Bild von dem Faultier, das an einem Baum hängt und anders mit Stress umgehen kann. Nun diese neue Beziehung mit meiner Oma.

Und dann denken Sie: Also, war etwas mit Stress? Ich weiß nicht mehr, was da war.

(Sie lacht.)

Sie spüren die Kraft der Imagination. Sie bekommen wirklich Abstand, wenn Sie sich vorstellen, als Faultier an einem Baum zu hängen. Sie haben eine neue Kraft, wenn Sie die Oma an Ihrer rechten Schulter spüren. Sie ist für Sie tatsächlich da. Und wir können nochmals sagen, wir konstruieren die Realität.
Carina: Ich bin hier hereingekommen und hatte mehrere konkrete Themen, die ich mit Ihnen besprechen wollte. Nun habe ich das Gefühl, dass ich durch diese Bilder auch etwas anderes ausprobieren kann. Dadurch bekomme ich eine Antwort bei anderen Themen. Das gibt mir ein gutes Gefühl.

Probieren Sie das aus. Und Sie haben jetzt noch jemand bei sich an Ihrer rechten Schulter. Mit der Zwillingsschwester sind Sie zu dritt unterwegs. Viel Spaß dabei.

„Ich möchte für mich sein"
Carina im Gespräch mit dem Coach (IV)

Carina: Manchmal spüre ich einen Druck. Es kann eine Situation oder jemand sein, und ich fühle mich nicht mehr frei.

Coach: Es sieht so aus, als würde eine Stimme kommen und sagen: „Das musst du machen!"
Carina: Ja, genau.

Wo hat diese Stimme ihren Platz bei Ihnen?
Carina: In mir irgendwo.

(Dann, nach langem Überlegen:) Hier, zwischen Hals und Brust oder vielleicht im Bauch.

Wenn Sie einverstanden sind, können Sie das mit Ihrer Hand überprüfen.
Carina: Zuerst habe ich gedacht, sie ist hinter mir. Doch das stimmt nicht so ganz. Sie ist hinter mir, vor mir, rundherum, an allen Seiten, schräg, rechts oder links an meinem Kopf.

Rechts oder links?
Carina: Vielleicht rechts.

Rechts? Überprüfen Sie das.
Carina: Es könnte auch hier unter dem Hals oder im Bauch sein.

Warum nur einen Platz? Es scheint, dass diese Stimme mehrere Plätze benötigt. Ist diese Stimme männlich oder weiblich?
Carina: Es könnte die Stimme meiner Mutter sein, aber ich kann das nicht so gut definieren.

Ist es eine weibliche Stimme ...
Carina: Ja.

... oder sind es mehrere Stimmen?
Carina: Es sind weibliche und männliche Stimmen.

Ist das wie ein Chor?
Carina: Ja.

Sind viele Leute in diesem Chor?
Carina: Ja, etwa 20.

Was sagen sie?
Carina: „Das musst du machen." „Es gibt keine andere Möglichkeit." „Tanze bloß nicht aus der Reihe."

Und weiter?
Carina: „Das kannst du nicht tun." „Das darfst du nicht." „Es ist so vorgesehen."

Das ist ein Chor, der singt. Was für eine Musik ist das? Ist es vielleicht ein Rap: „Du musst das machen, tanz nicht aus der Reihe."
Carina: Nein, es ist keine Musik. Es ist eher so ein Brummen, eine Wiederholung.

Fast wie auf der Bühne in einem Theaterstück, wo ein Chor im Hintergrund die ganze Zeit steht?
Carina: Ja, genau das, wie ein Murmeln.

So zu leben muss sehr angenehm sein, ständig mit einem Chor im Hintergrund, der murmelt: „Das darfst du nicht machen, das musst du so machen, tanze nicht aus der Reihe."

(Carina lacht.)

Man kann sich nichts Besseres, nichts Schöneres vorstellen.
Carina (ironisch): Ja, natürlich.

Sie haben eine ständige Begleitung in unterschiedlichen Teilen des Körpers: Bauch, Schlüsselbein, schräg auf der rechten Seite oder an der linken Seite des Kopfs.
Carina: Ständig vielleicht nicht.

Natürlich, ich übertreibe. Übertreibung kann eine wichtige Intervention sein, um eine größere Klarheit zu bekommen. Könnten Sie sich vorstellen, einen angenehmeren Platz für den Chor zu finden, damit Sie besser in Kontakt mit ihm kommen können? Ich habe den Eindruck, dass der Chor rundherum um Sie ist, und Sie können diesen Leuten nicht richtig ins Gesicht schauen.
Carina: Ja, ich habe das Bild. Ich stehe mittendrin, und dieser Chor steht um mich herum. Einmal ist ein Gesprächspartner da. Dann kommt sofort ein anderer und noch ein anderer. Alles geht sehr schnell.

Sollen wir ausprobieren, dem Chor einen Platz anzubieten, wo Sie besser die Kontrolle haben? Wir können schauen, ob das einen Unterschied macht.
Carina: Im Prinzip finde ich, die Leute sollten aus diesem Kreis heraus. Dann ist es egal, was sie machen.

Wo sollten sie hingehen?
Carina: Es würde mir reichen, wenn sie aus diesem Kreis weg sind und etwa zwei oder drei Meter Abstand von mir hätten.

Sie schauen auf Ihre linke Seite.
Carina: Ja, genau: etwa zwei Meter weit weg von mir auf der linken Seite.

Was macht das für einen Unterschied?
Carina: Hmm …, ich stehe nicht mehr im Mittelpunkt von diesem Chor. Ich habe genug Abstand. Ich stehe für mich allein, selbstständig.

Wenn Sie sagen, dass Sie nicht mehr in der Mitte stehen, umgeben von dem Chor, bekomme ich ein Bild von einer Befreiung aus einem Käfig.
Carina: Sonst bin ich in der Mitte und werde gedrückt und schreie: „Ich möchte für mich sein."

Es kommen ständig Stimmen von diesen 20 Leuten, die sagen: „Das darfst du nicht, du musst das so machen, nicht aus der Reihe tanzen."
Carina: Genau das.

Wenn Sie sagen, dass es Ihr Ziel ist, selbstständiger zu werden: Verstehe ich Sie richtig, dass Sie mehr für sich entscheiden wollen, unabhängig von den Stimmen dieses Chores?
Carina: Ja.

Nehmen wir an, dass der Chor von diesem neuen Platz weiterhin seine Stimme schickt: Haben Sie den Eindruck, dass Sie anders damit umgehen können?
Carina: Ich habe kein Bedürfnis, mich mit diesen Leuten zu unterhalten. Der Chor sollte unter sich bleiben. Auch was sie sagen, sollte bei denen selber bleiben.
Ich habe das Bild von einem Darm, der alles, was gesagt wird, verdaut.

Die Gruppe selber verdaut, was sie sagt: Das ist genial!
Carina: Als Bild denke ich, dass die Gruppe sich selbst verdaut.

Es ist ein wertvolles Bild. Sie distanzieren sich und sagen dem Chor: „Leute, macht ihr euer Ding, und ich lebe m e i n *Leben." Geht es in diese Richtung?*
Carina: Ja.

Was für eine Auswirkung hat das auf Ihren Organismus?
Carina: Ruhe, ich kriege Luft. Ich kann gut atmen. Ich fühle mich freier. Ich bin froh, raus zu sein.
Vor allem denke ich: Ich muss mich nicht mehr rechtfertigen. Ich muss nicht rechtfertigen, was ich für mich mache. Ich kann anfangen zu schauen, was mir gut tut. Und das möchte ich auch!

Ihre jetzige Haltung bringt mich wieder zu dem Bild vom Faultier, das an einen Baum hängt.
Carina: Das hatte ich jetzt nicht gedacht, aber ich denke, das stimmt, so fühle ich mich. Mit dieser Haltung habe ich Lust, mich weiter mit meinem Leben zu beschäftigen.

Aus dieser Perspektive kann das Leben spannend werden.
Carina: Ja, das möchte ich auch.

„Ich baue mir eine Höhle"
Interview mit Carina

Frage: Wie sind Sie auf die Idee gekommen, überhaupt etwas für sich zu machen?
Carina: Ich dachte, professionelle Hilfe kann mir eigentlich nur gut tun. Zuvor hatte ich eine Therapeutin, die meine Krankenkasse bezahlt hat. Mit ihr war ich nicht mehr zufrieden. Eine Arbeitskollegin hat mir Herrn De Stefano empfohlen. Das habe ich dann probiert.

Wie war der erste Eindruck?
Carina: Der erste Eindruck war sehr gut, weil dieser Ansatz nach vorne gerichtet ist. Ich wollte keine Analyse machen, weil ich gedacht habe, so in der Vergangenheit zu wühlen, macht wenig Sinn. Ich wollte gern etwas haben, das mir ganz konkrete Hilfestellung bei aktuellen Fragen gibt.

Was ist ein aktuelles Problem?
Carina: Meine Bedürfnisse zu erkennen und sie auch zu äußern. Mich weniger von außen beeinflussen zu lassen, mir etwas zuzutrauen, meine Bedürfnisse durchzusetzen.

Wie sind Sie denn ins Leben gestartet?
Carina: Ich bin vor 48 Jahren geboren. Zwei Jahre danach habe ich einen kleinen Bruder bekommen. Ich bin auf dem Land aufgewachsen. Ich kann mich daran erinnern, dass ich auf meinen kleinen Bruder supereifersüchtig war. Als ich vier war, hat mich das eine ganze Zeit lang begleitet. Mit sechs Jahren lag ich abends häufiger weinend im Bett, weil ich so eifersüchtig auf meinen Bruder war und mich nicht getraut habe, das zu äußern. In der Folge habe ich mich immer mehr zurückgezogen. Wenig geredet, nicht viel von mir erzählt. Auch meinen Eltern gegenüber nicht. Als ich acht war, sind meine Eltern mit mir zu einer Erziehungsberatungsstelle gegangen. Bei dem Gespräch habe ich auch geschwiegen. Ich fand das nur doof. In der Pubertät habe ich mich immer mehr zurückgezogen, bis zum Selbstmordversuch. Es war so eine Art Hilferuf; ich wollte mich nicht

wirklich umbringen. Da hat meine Mutter mich zum Psychologen gebracht. Das war meine erste Begegnung mit Therapie. Damals war das wirklich gut. Das waren zwei Jahre. Meine Probleme habe ich aber immer noch mitgeschleppt.

Wenn Sie sich zurückziehen, was passiert da eigentlich?
Carina: Meine Mutter war schon liebevoll, aber sehr dominant. Sie hat gesagt, sie weiß, was für mich gut ist. Ich habe ihr entgegnet: Ich möchte meine eigenen Erfahrungen machen. Die Welt, in die ich mich zurückgezogen habe, geht in die Tiefe. Das mache ich heute noch. Wenn ich mit meinem Mann diskutiere, wenn Konflikte da sind, schalte ich mich an einem gewissen Punkt ab. Ich gehe aus dieser Situation weg. Aus dem Raum. So, als würde ich einen anderen Raum betreten.

Was ist durch das Coaching anders geworden?
Carina: Der erste Schritt: Ich darf jetzt hier so sitzen und das ist in Ordnung. Ich hab jetzt mehrere Möglichkeiten, mit einer Situation umzugehen. Mehrere Facetten. Das macht die Situation für mich leichter. Das ist auf jeden Fall sehr hilfreich.

Was ist Ihre Lieblingsintervention?
Carina: Wenn ich etwas erlebt habe und eine entsprechende Intervention mir geholfen hat, habe ich sie einfach in mir. Ich muss nicht mehr alles durchlaufen. Ich muss das nicht mehr komplett durchdenken. In bestimmten Momenten ist sie wieder da und kann hilfreich sein. Ich kann die Art der Arbeit, die ich hier erlebt habe, auf mich und mein Leben übertragen.
Es gibt diese verschiedenen Seiten. Ich bin nicht nur ich, sondern ich bin „mehrere“.
Wenn ich von mir rede, ist das kein geschlossenes System. Es besteht aus mehreren Teilen. Ich habe gelernt, mir diese einzelnen Seiten anzuschauen. Tue ich das, habe ich einen größeren Spielraum. Damit lerne ich mich besser kennen. Dadurch bin ich nicht so festgelegt und setze mich nicht unter Druck. Eine Seite in mir kann etwas denken. Die andere Seite in mir kann etwas ganz anderes denken. Ich habe gelernt, diese vielen Aspekte von mir, jung, alt, mutig, ängstlich, diese unterschiedli-

chen Seiten in mir anzusprechen. Ich kann diesen Seiten eine Stimme geben.

Und auch ein Gesicht?
Carina: Ich habe Bilder dazu. Wenn ich jetzt mit der Carina als Sechsjähriger oder der als 80-Jähriger spreche, als weiser Frau oder als kleinem Kind, habe ich ein Bild dazu. Da sehe ich eine alte Frau vor mir, hinter mir, neben mir, je nachdem, wie ich sie gerade fühle. Und als Kind, als Sechsjährige, habe ich noch Bilder aus dem Familienalbum. Also tatsächlich ein Bild dazu, wie ich sechs Jahre alt war.

Wie sieht die 80-jährige Carina aus?
Carina: Eine alte weise Frau. Kleiner, als ich jetzt bin. Weißhaarig. Quirlig. Immer noch in Aktion. Eine alte Frau, die ruhiger ist, als ich es bin. In sich gekehrter. Nicht mehr so von außen beeinflusst. Gelassen. Weise.

Wenn Sie heute mit ihr sprechen, was sagt sie Ihnen?
Carina: Sie sagt nicht so viel. Sie ist meistens einfach da. Wenn Sie etwas sagt, sagt sie: „Ist okay, ist in Ordnung." Sie ist eine gütige, alte Frau. Sie steht mir wohlwollend zur Seite. Sie stärkt mir den Rücken. Wenn ich spüre, dass sie da ist, gibt mir das Kraft. Das beruhigt mich.

Welche ist Ihre „Lieblingsfrau" im Moment?
Carina: Es gibt ein paar, die immer dabei sind. Das ist die alte Frau. Das Kind. Nicht das eifersüchtige kleine Mädchen, sondern ein lebenslustiges Kind, das gerne herumrennt und spielt, das unvoreingenommen ist. Dann gibt es noch die Künstlerin. Sie lebt und liebt die Kunst. Und dann noch die erwachsene Frau von heute. Diese vier.

Erzählen Sie mir etwas zur Künstlerin?
Carina: Ich probiere total gerne viele verschiedene Sachen aus. Malerei, Bildhauerei, Fotografie. Ich merke, ich brauche das, mich künstlerisch auszudrücken. Eine Zeit lang habe ich mit dem Gedanken gespielt, die Kunst mehr in mein Leben zu holen.

Das habe ich zurückgestellt. Ich kann ganz gut von anderen Sachen leben. Ich arbeite bei einer Versicherung. Außerdem mache ich noch einen anderen Bürojob. Die Kunst bewahrt mich davor, in diesen ewigen Trott hineinzugeraten. Die Kunst holt mich da heraus. Ich muss dieses Element in meinem Leben haben.

Was machen Sie als Künstlerin?
Carina: Ich habe ein Atelier. Ich male. Normalerweise einmal die Woche. Im Moment klappt es nicht ganz so. Zudem bin ich bei einem Maler in einer Jahresgruppe; es geht mir um den Austausch mit anderen. Ich fotografiere. Ich zeichne zu Hause. Ich schreibe Texte. Oder ich führe Gespräche mit meinem Mann, in denen wir uns gegenseitig inspirieren. Oder wir streiten uns, und das inspiriert auch. Wie ich manchmal in der Kunst das, was ich kreiert habe, zerstöre, um einen neuen Aspekt mit hineinzunehmen – das Gleiche erlebe ich auch in der Partnerschaft.

Wie zerstören Sie?
Carina: Wenn ich etwas habe, mit dem ich nicht zufrieden bin, übermale ich das komplette Bild. Oder ich bringe Sachen zusammen, die eigentlich nicht zusammengehören. Oder ich habe andere Ideen, die ich umsetzen möchte, etwa aus der Architektur. Ich habe Architektur studiert. Ideen, Gebäude oder Räume an den Körper heranzuholen. Sozusagen verschiedene Materialen als zweite Haut.
Ich habe in den vergangenen zwei Monaten eine Arbeit im Büro gemacht, bei der es nur darum geht, Daten am PC zu erfassen. Das ist eine eigentlich langweilige Tätigkeit. Ich hatte handschriftliche Papiere vorliegen, deren Angaben ich in eine Datenbank übertragen musste. Dabei habe ich gemerkt, wie schön manche Schriften sind. Handschriften. Was für eine Vielfalt an Schriften. Wie inspirierend diese Schriften sind! Ich nehme Sachen halt anders wahr.

Zurück zur Jahresgruppe, zum Malen.
Carina: Ich habe viele Porträts gemalt. Superspannend. Auch das Thema Mensch. Biografiearbeit. Bei der Malerei konnte ich das Thema Porträt gut umsetzen. Spannend fand ich dabei die

Frage: Wie setze ich ein Foto, das ich von einem bestimmten Menschen habe, um? An einem Abend war ich total frustriert. Am anderen Morgen dachte ich mir, warum fange ich nicht an, meine eigene Unvollkommenheit auf die Leinwand zu bringen? Das war ein Moment, in dem ich mich getraut habe: Ich habe die unvollkommenen Zeichnungen auf die Leinwand übertragen. Das hatte etwas.

Was?
Carina: Dieses Gefühl: „Ich kann so sein, wie ich bin, und ich kann es zeigen …" Das war eine großformatige Arbeit und hatte noch einmal eine andere Dimension.
Ich habe die Figuren, so wie ich sie gesehen habe, auf die Leinwand gesetzt. Mal nur mit Linien. Mal flächig. Mit Öl, Kreide. Unabhängig davon bleibt: Ich muss mich nicht mehr verstecken! Ich kann mein Ziel finden. Ich kann die Dinge, die ich sehe, auf meine Art umsetzen.

Sind Sie eine Provokateurin?
Carina: Die Energie ist auf jeden Fall da. Ich bin sehr energiegeladen. Ich probiere gerne etwas aus.

In welche Richtung?
Carina: Wieder ging es um eine Malgruppe. Ich hatte gemerkt, ich fühle mich da nicht so wohl. Ich dachte, ich kann eine künstlerische Erfahrung mit einem Rückzug machen. Konkret war ich in der Malgruppe und habe mich unter den Tisch zurückgezogen. Diesen Gedanken: „Ich ziehe mich zurück!", den ich in dieser künstlerischen Umgebung hatte, den hab' ich so genutzt, dass ich mir dachte: Ich verstärke das Ganze noch einmal! Ich hab' überlegt: Was brauche ich dafür? Und wo muss das sein?

Ihre Antwort?
Carina: Das muss zu Hause sein. In meiner Wohnung. Da brauche ich einen Ort, an dem ich „Ich" sein kann. Ich habe mir zu Hause eine Höhle gebaut. Und ich habe mich zwei, drei Tage komplett zurückgezogen. Das war eine sehr, sehr intensive Erfahrung.

Eine Herausforderung für Ihre nächste Umgebung.
Carina: Ich denke, dass manche das als Provokation aufgefasst haben. Für mich jedoch war es absolut nachhaltig. Eine sehr wichtige Erfahrung.

Was war zu Hause anders als in der Gruppe?
Carina: Es hatte mich Überwindung gekostet in dem öffentlichen Raum, in dieser Malgruppe. Es war nicht so leicht für mich, diesen Schritt zu wagen, unter diesen Tisch zu gehen. Ich glaube, man wartete auf eine Erklärung. Mir war das alles zu viel. Zu viel „außen". Mir war das zu nah. Zu eng. Ich merkte, ich muss mich zurückziehen.
Zu Hause habe ich mir zwei Tische genommen und nebeneinandergestellt. Dann Decken, die ich mit Büchern beschwert habe. Mit Kissen und Decken auf dem Boden, und mit einer Lampe drin. Es war schon recht dunkel. Ich hatte Bücher mit zum Lesen. Etwas zu schreiben. Ich wollte mir Gedanken aufschreiben; die Gedanken, wie das so ist in der Höhle. Das war schon elementar; ich habe gemerkt: Was ich da gerade mache, ist genau richtig! Diesen Rückzug als positiv zu erleben … Diese Ruhe! Ich habe die Balkontüre geschlossen. Ich war so ganz auf mich zurückgeworfen.

Klingt gewöhnungsbedürftig.
Carina: Das ist mein Urlaub. Ich höre mich wieder atmen. Es wird durch meine Körperwärme warm in dieser Höhle. Das fand ich sehr erstaunlich. Und die Stille. Ich habe mich wahrgenommen. Ohne Wertung.

Wie ganz früher im Mutterleib?
Carina: Nicht unbedingt. Mehr dieses: Ich komme zur Ruhe, ich bin alleine, ich bin für mich. Es gibt nichts mehr, was ich machen muss, was jemand anderes von mir erwartet. Ich bin da. Ich lebe.

Wie viel haben Sie geschrieben über diese Zeit?
Carina: Es gibt ein paar Zeilen. Vor allem habe ich Kunstbücher gelesen. Außerdem hatte ich Bilder mit, wie eine Apfelwickler-Larve in einem Apfel lebt. Die Larve hat alles, was sie braucht.

Bilder von Bären, die sich in eine Höhle zurückziehen. Ich hatte auch Kinderbücher mit dabei. Als Kind habe ich gerne Höhlen gebaut. Da haben wir uns auch zurückgezogen und gelesen. Das fand ich damals schön; wir hatten Äpfel dabei und etwas zu trinken.

Was macht die Höhle mit Ihnen?
Carina: Sie beruhigt. Das war so nachhaltig! Ich habe für mich gedacht, ich habe einen Raum, den ich mir schaffen kann. Und dann habe ich gedacht, vielleicht kann ich das umsetzen, mir kleine Höhlen „mitzunehmen", wenn man mal draußen alleine sein möchte. Wie ein Zelt. Eigentlich bräuchte jeder Mensch so eine Höhle, die er mit sich herumträgt. Und die er hervorholen kann, wenn er sich in einem bestimmten Moment zurückziehen möchte.

Wie hat Ihr Mann reagiert?
Carina: Er ist zum Glück sehr offen für diese Art Experimente und fand es sehr spannend. Trotzdem hat es mich Überwindung gekostet, ihm das zu sagen. Weil ich dachte, das sind eigentlich Kindersachen; da war eine Schere in meinem Kopf. Doch letztlich bin ich diesem Gefühl einfach mal nachgegangen. Ich wollte es einfach wissen.
Das hat sicherlich mit dem Coaching zu tun. So habe ich Mut bekommen, für mich etwas auszuprobieren.

Wie lassen Sie ihn daran teilhaben?
Carina: Wenn mein Mann abends nach Hause kommt, sieht er mich nicht, weil ich unter der Decke bin. Wenn ich sage, ich bleibe da noch etwas drin, lässt er mich machen. Wenn er fragt, ob er dazukommen könne, sage ich entweder ja oder nein. Vielleicht rede ich auch gerade gar nicht, weil ich so zurückgezogen bin. Er lässt mich.
Nachher reden wir darüber. Er ist sehr interessiert. In einer Partnerschaft ist mir superwichtig, dass ich so etwas machen kann, ohne für verrückt gehalten zu werden. Wäre das anders, wären wir nicht mehr zusammen.

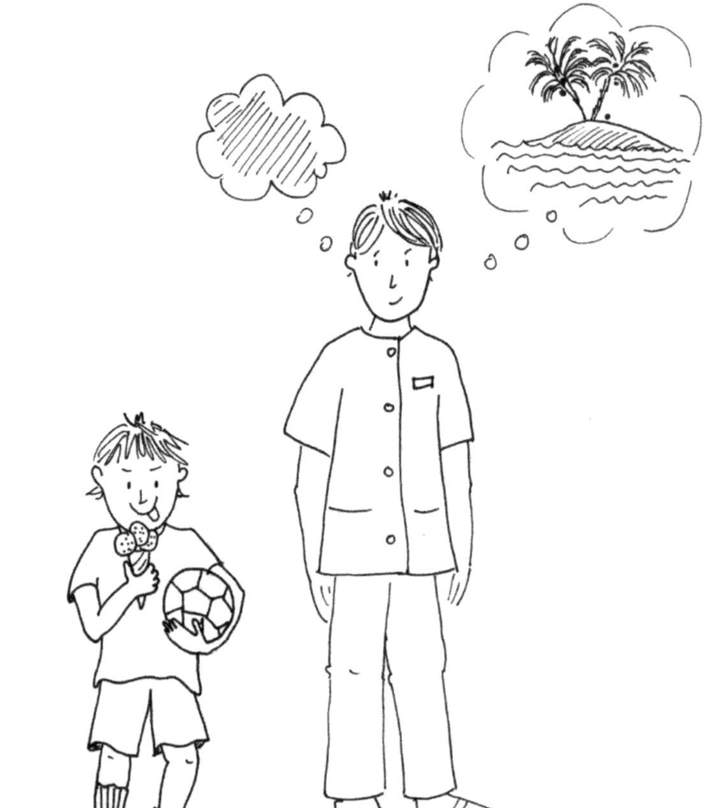

STRESS. DRUCK. AUSRASTER.
Der große und der kleine Linus

Linus ist 38. Er leitet eine Praxis für Ergotherapie. Sein Thema ist der alltägliche Wahnsinn. Ein Interview in der Mittagspause.

Frage: Wann hatten Sie die Idee, sich Hilfe zu holen?
Linus: In meiner Praxis spüre ich immer wieder einen gewissen Druck, was die Organisation der Arbeitsabläufe, der ganzen Büroarbeit angeht. Auf der anderen Seite heißt es, gut mit herausfordernden Patienten umzugehen. Da habe ich mir gedacht, ein Coaching könnte mir helfen.
Ich habe als Ein-Mann-Betrieb begonnen. Für die Terminvergabe und Abrechnungen konnte ich zu Beginn niemanden einstellen. Das heißt: Alles lag auf meinen Schultern. Ich bin oft in Situationen hineingeraten wie diese: Da komme ich gerade aus einer Behandlung – ich mache ja eine spezielle Behandlung – und bin sofort wieder mit neuen Ansprüchen konfrontiert.

Einerseits eine Nische …, andererseits kommen dadurch ganz spezielle Patienten, die große Hoffnungen hegen, dass wenigstens Sie ihnen helfen können.
Linus: Ihr Anspruch ist hoch. Ich komme frisch aus einer hochkonzentrierten Behandlung. Alle stürzen mit ihren Anliegen auf mich ein. In kürzester Zeit muss ich Entscheidungen treffen. Das hat mich oft ganz schön ins Schwitzen gebracht.

Weil Sie nicht Nein gesagt haben?
Linus: Ich habe Termine angenommen, die ich eigentlich nicht annehmen konnte, weil mein Terminkalender randvoll war. Ich habe versucht, Anliegen von Patienten in kürzester Zeit zu regeln, die aber in dieser kurzen Zeit nicht zu regeln waren.

Was Patienten nicht gerne sehen.
Linus: Wenn sie dann ihre Anliegen sehr nachdrücklich verfolgten, kam es emotional schon häufiger zu Konflikten.

Sie fühlten sich überfordert.
Linus: Ich hab mich auf den Schlips getreten gefühlt. Das macht ein ungutes Gefühl. Mir. Und außerdem wirkt es sich auf meine Umgebung aus. Auf das ganze Klima in der Praxis.

Dabei haben Sie einen hohen Anspruch an sich und Ihre Arbeit.
Linus: Ich behandle nach einem ganzheitlichen Ansatz. Der braucht meine volle innere Hinwendung. Da kann ich emotionale Störfeuer nicht brauchen.

Dennoch haben Sie so weitergemacht.
Linus: Die Praxis wuchs mit der Zeit. Ich konnte jemanden fest einstellen, der die Termine koordiniert und die Abrechnungen im Blick hat. Die Behandlung macht mir großen Spaß. Sie ist sehr erfolgreich. Ich bekomme großartige Rückmeldungen von meinen Patienten. Dennoch blieben diese emotionalen Störfeuer. Und nicht nur das. Sie haben mich zunehmend so beschäftigt, dass sie mir fast die Lust an der Arbeit genommen hätten.

Wie äußerte sich das?
Linus: Ich merkte, es gibt keinen Puffer mehr; meine Nerven liegen blank.

Was tun?
Linus: Ich dachte mir, es könnte gut sein, dass eine neutrale Person von außen sich dieses Thema einmal in Ruhe anschaut. Ich hatte Fragen: Was reagiert da eigentlich in mir? Warum reagiere ich so emotional?

Was haben Sie dabei herausgefunden?
Linus: Dass ich mich für etwas verantwortlich fühle, für das ich gar nicht verantwortlich bin.

Für nervige Kunden?
Linus: Ein Patient ist mit seinen Ansprüchen grenzüberschreitend. Oder fordernd. Oder wenig kooperativ. Oder uneinsichtig. Oder ein Eindringling, indem er den Behandlungsraum ohne meine Erlaubnis betritt.

Einige scheinen da sehr erfinderisch zu sein.
Linus: Da ist jemand, der hartnäckig darauf besteht, er bräuchte unbedingt einen Termin, „am besten noch heute". Der richtig Druck aufbaut. Mit dem Arzt argumentiert, der das gesagt habe. Doch wenn mein Terminkalender voll ist, ist er voll.

Haben Sie das so gesagt?
Linus: Ich habe das nicht über die Lippen gebracht.

So etwas verfolgt einen.
Linus: In ruhigen Momenten habe ich nachgedacht und wusste, wie ich gut darauf hätte reagieren können, auf dieses Anspruchsdenken vor allem.

Trotzdem konnten Sie das nicht so umsetzen.
Linus: Mich hat die Frage beschäftigt, warum ich plötzlich so perplex war und hochemotional reagierte.

Ihre Antwort?
Linus: Mein Coach hat mich gefragt: „Was denken Sie, wer reagiert da?"

Was haben Sie geantwortet?
Linus: „Das bin ich mit zwölf Jahren. Ich als Zwölfjähriger mit meiner bestimmten Rolle in meiner Familie." In dem Alter konnte ich natürlich nicht adäquat auf die Ansprüche antworten, wie sie mir mit Ende 30 und mit meiner jetzigen Berufserfahrung entgegenkommen.

Das wahrzunehmen ist ein erster Schritt.
Linus: Wenn jetzt jemand in der Praxis mit Ansprüchen an mich herantritt, sage ich meinem inneren kleinen Linus, dem mit zwölf:

„Um dich kümmere ich mich gleich. Lass mich zuerst Antworten finden auf die Fragen, die der Patient gerade an mich hat. Es ist meine Aufgabe, das zu klären. Deine Aufgabe ist eine andere."

Wie reagiert „der kleine Linus" darauf?
Linus: Der braucht vor allen Dingen Schutz. Der darf sich in die Küche zurückziehen. Der darf „lecker Eis essen". Der darf es sich gut gehen lassen.

Wie sah denn Ihr Leben im Alter von zwölf Jahren aus?
Linus: Ich lebte mit mehreren Geschwistern auf einem Bauernhof im Odenwald. Ich hatte in unserer Familie eine ganz bestimmte Rolle. Manches lief überragend. Bei anderen Dingen fühlte ich mich in dem Alter einfach überfordert. In meiner heutigen Situation habe ich durch das Coaching gelernt, wahrzunehmen, dass da mein zwölfjähriger Junge in mir auf etwas reagiert, für das ich als Erwachsener zuständig bin.

Das heißt?
Linus: Der Erwachsene, der für sich sorgen kann, weil er das gelernt hat, ist am Zug bei der Frage mit den Terminen. Der Erwachsene kann in der Zeit durchatmen, in der der kleine Linus Eis essen geht. Ich als Erwachsener schaue dem Kleinen noch kurz hinterher, bevor ich selber auf die Bühne trete. So wende ich mich mit ganzer Aufmerksamkeit demjenigen zu, der ein Anliegen hat.

Einmal die Erfahrung gemacht … – das reicht aus?
Linus: Je mehr ich das übe, desto leichter klären sich die organisatorischen Fragen in der Praxis. Auffallend ist, dass ich dem Zwölfjährigen in mir mehr Raum geben möchte.

Wie ist es um Ihren Energie-Speicher bestellt?
Linus: Die Arbeit mit Patienten kann einen unter Umständen ganz schön auslaugen. Es gibt Menschen, die einfach sehr viel Energie ziehen. Es gibt Patienten, die mir in 30 Minuten das an Energie nehmen, was sonst nicht einmal sechs Patienten schaffen. Du denkst, du bist völlig leer. Bei der Arbeit merke ich das

nicht sofort, weil ich so konzentriert bin. Und ich denke darüber nicht nach.

Was ist die Folge?
Linus: Ich komme zur nächsten Behandlung und kann eigentlich gar nicht. Ich bin noch gar nicht bereit. Eigentlich müsste ich mich eine Stunde zurückziehen, um wieder zu Kräften zu kommen. Nur: Der Patient wartet bereits!

Sie bräuchten einen Moment, um das Gewesene loszulassen und neu anzufangen.
Linus: Das war so ein Teil für mich, zu schauen, wie ich Inseln schaffen kann. Wie ich mich in eine solche Haltung bringen kann. Schaffe ich das, wirkt sich das ganz toll aus.

Woran merken Sie das?
Linus: Ich komme ganz schnell runter. Ich bin offen und kreativer in der Behandlung, wenn ich weniger gedanklich fokussiert in die Situation gehe. Sonst bin ich voller Adrenalin; ich kompensiere das über „Höher-Drehen". Das schränkt mich bei der Arbeit aber eher ein. Für meine Arbeit brauche ich Kreativität. Für meine Arbeit brauche ich keinen engen, sondern einen weiten Blick.

Wie finden Sie solche Oasen?
Linus: Das war eine ganz wichtige Frage meines Coaches an mich. Eine Möglichkeit, die ich gelernt habe, ist, mit Bildern zu arbeiten.

Das heißt?
Linus: Ich versetze mich einfach für einen Moment an einen schönen Ort, auf eine Terrasse mit Meerblick etwa. Ich spüre, wie sich das anfühlt. Dieses Gefühl hole ich in mich hinein. Oder ich setze meinen Patienten in einen ganz anderen Bezugsrahmen. Vorher war dieser Patient für mich unsympathisch. Das hat Gründe. Er hat ein Problem. Und ich merke: Eigentlich leidet der. Weil er leidet, geht er mit mir so beherrschend um. Das verändert meine Haltung ihm gegenüber. Wenn ich selber bei mir bin, kann ich ihm anders begegnen.

Hilft das auch gegen das Ausgesaugt-Werden?
Linus: Aussaugen passiert dann, wenn der Patient eine große Macht in mir gewinnt. Man könnte auch sagen, wenn ich ihm diese Macht über mich gebe. Da kommt so etwas wie ein trotziges, forderndes Kind: „Ich habe ein Recht darauf! Ich brauche das! Und nur Sie können mir das geben!"

Der alte Ablauf.
Linus: Den erkenne ich immer früher. Mit der Zeit und mit der Übung merke ich: Ich kann in solchen Situation besser bei mir bleiben. Ich erkenne besser, was der Teil des Patienten ist und was mein Anteil ist. So komme ich weg von diesem Mischmasch.

Wohin führt das?
Linus: Ich arbeite das für mich zum Teil auch nach und sehe dabei mitunter: „Du hattest heute keinen guten Tag." Dabei merke ich vermehrt, was mein Anteil ist. Bis zu dem Punkt, dass ich feststelle: Ich brauche einen Moment mehr Pause, weil es mich ausgelaugt. Dieses Ausgelaugtsein ist jedoch kein ganz so diffuses Gefühl wie früher. Es bekommt zunehmend mehr Elemente, die ich erkennen kann. Da sind viele kleine Steinchen, die übereinander liegen. Die Gesundheit ist ein ganz bedeutender Stein.

Mit welchen „Steinen" kommen Sie in Berührung?
Linus: Das schaue ich mir einmal pro Woche an. Ich frage mich: Wie sieht es aus mit meiner Zeit? Mit meinem Schlaf? Mit meiner Partnerin? Wenn ich dabei merke, dass es in dieser Woche noch keine drei Momente Luft gab, nehme ich mir in den kommenden zwei Tagen ganz bewusst vor, Raum zu schaffen. Dann hat das Priorität vor der Praxis, vor den Patienten, vor allem. Das führt zu einer neuen Flexibilität.

Was hat das Coaching Ihnen vor allem gebracht?
Linus: Zu Anfang hatte ich ein Bild von mir: ich als Kind. Ich habe mir das Bild eingerahmt und auf den Schreibtisch gestellt. Immer wenn ich dieses Bild anschaue, entwickle ich Empathie,

ein gutes Gefühl für diesen Jungen mit zwölf Jahren. Zuweilen habe ich ein Bild von einem fürsorglichen weisen Mann gehabt, der diesem Jungen Schutz bietet. Ihm Sicherheit gibt.

Ein kleiner Junge nimmt es mit dem alltäglichen Wahnsinn auf.
Linus: Mit ihm in Kontakt kommen. Mit ihm in Kontakt sein. Mit ihm in Kontakt bleiben. Das verändert mein Leben. Wenn es mir nicht gut geht, weiß ich inzwischen, dass er traurig ist. Ich schaue ihn an und frage ihn innerlich: „Warum bist du traurig?" Und schon bin ich näher bei mir.

„Schmeißen Sie mein Problem weg“
Nachgefragt beim Coach

Frage an den Coach: Es gibt durchaus Klienten, die einen Coach suchen, der Antworten für sie und ihr Leben parat hält. Wir haben in unserer Gesellschaft viele Menschen, die eine höhere Instanz für ihr Leben zu benötigen scheinen.
Coach: Ich lade meine Klienten ein, zu schauen, wo ihre Ressourcen liegen. Ich kenne diese Kräfte nicht. Ich weiß nicht, welche das sind. Es ist nicht einmal meine Aufgabe, diese Ressourcen zu entdecken. Denn es ist nicht mein Leben, um das es geht. Es ist ihr Leben.

Wir leben in einer Welt, die gerne auf spektakuläre Dinge abfährt. Was ist das Spektakuläre an diesem Ansatz?
Coach: Der Respekt, den ich meinen Klienten gegenüber zeige. Der Klient ist im Mittelpunkt. Er weiß alles, was er braucht, um seinem Leben eine neue Richtung zu geben. Er trägt die Lösungen in sich.
Dabei ist es wichtig, dass das Problem anerkannt und gewürdigt wird. Denn diese Seite spielt im Leben des Klienten eine so bedeutsame Rolle. Wäre diese Defizit-Seite nicht da, wer würde diese Rolle übernehmen?
Wenn die Klienten diese Gedanken verstehen, kommen sie häufig mit der Aussage: „Zum Glück gibt es diese Seite in mir. Die möchte ich nicht mehr missen.“

Und sonst?
Coach: Der Defizit-Aspekt wird zum Freund. Das ist spektakulär. Denn die Leute kommen zuerst mit dem Gedanken und der Bitte zu mir: „Schmeißen Sie mein Problem weg, so weit wie möglich! Ich möchte es nicht mehr haben!“ Es ist dieses Mitwirken an einer neuen Beziehung zu dieser Defizit-Seite, die meine Arbeit „besonders“ macht. Respekt den Klienten gegenüber mit dem Ziel, dass die Klienten einen Bezug herstellen zu dem Problem und zu der anderen Seite und beide Seiten in eine Balance bringen.

Das setzt ein besonderes Rollenverständnis beim Coach voraus.
Coach: Helden als Coach kann man da nicht brauchen. In meiner Arbeit stelle ich mich als Coach ständig infrage. Die Leute können alles bringen. Als Coach biete ich durch meine Fragen und Interventionen Dinge an, die den Fokus des Klienten in andere Richtungen lenken, in denen er selber Lösungen findet.

Sie sitzen in Ihrer Heimatstadt in einem Café. Da kommt ein junger Mann vorbei und fragt: „Wo kann man hier lecker essen gehen heute Abend?" Was antworten Sie?
Coach: Ich gebe keine Ratschläge, sondern lasse die Leute selber etwas finden. Ich würde den jungen Mann fragen, was er denn gerne mag. Lieber Italienisch, lieber Griechisch, lieber Fast Food oder Chinesisch? Ich würde ihm verschiedene Möglichkeiten anbieten, zwischen denen er wählen kann. Er entscheidet dann, wohin er gehen möchte.

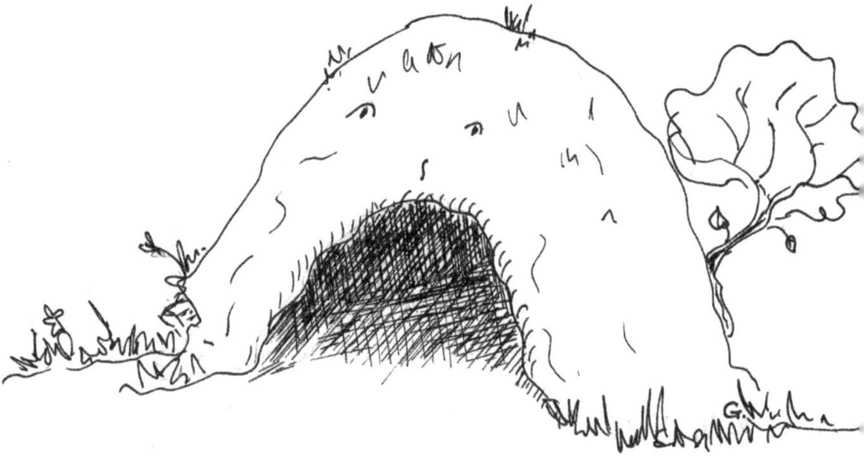

Madita: Die Angst hat die Gestalt einer dunklen Höhle.

KREBS. SCHWANGER. VERLASSEN.
Der Fall Madita.

Sie liebt das Leben. Madita (42) ist als Büroangestellte tätig. Vor gut vier Jahren bekommt sie eine Schock-Diagnose: Krebs. Sie erzählt:

Ich hatte keinen Boden mehr. Ich bin mit dem Tod konfrontiert worden. Ich lag gerade für die zweite Chemo auf einer Isolierstation. Die Schilddrüse war schon weg. Da merkte ich, dass bei mir irgendetwas ausblieb. Durch die ganzen Hormone konnte ich das jedoch nicht zuordnen. Dazu kamen Depressionen. Alles war durcheinander. Der Arzt meinte: „Wir schauen mal." Um 14:30 Uhr haben sie mich nach Hause geschickt. Sie sagten nur: „Sie sind schwanger." Freitagnachmittags. Ich wusste nicht, wohin mit mir.
Während meiner Behandlung bin ich schwanger geworden. Und das, obwohl ich höchste Dosen Radioaktivität bekam. Da war ein großer Konflikt in mir, den ich nicht einsortieren konnte: „Du bist doch krank, wie kannst du jetzt leben oder Leben schenken?"
Lange Zeit wusste ich gar nicht, ob ich das Kind überhaupt bekommen konnte. Ich hatte Angst, dass es durch die Behandlung einen Schaden erleidet. Die Ärzte haben mir jedoch Hoffnung gemacht. Sie haben gesagt: „Das sieht gut aus." Immer wieder.
Damals lebte ich in einer Partnerschaft, die nicht gesund war. Da gab es keinen Beistand. Als unser Sohn ein Jahr alt war, ging es mit meinem Partner richtig bergab. Dabei wurde sichtbar, was er in seinem Leben bisher alles unterdrückt hatte.
Zu diesem Zeitpunkt habe ich mir einen Coach gesucht. Ich zweifelte mein ganzes Leben an, das ich bis dahin aufgebaut hatte. Ich habe immer gesagt: „Ich kann nichts Persönliches

mehr nachempfinden." Das war ein Schock, ein Einschnitt in meinem Leben. Ich war innerlich auf der Suche. Nach mir selber.
Bei all diesen Fragen kam unsere kleine Familie gar nicht zum Wachsen. Mein Freund meinte, ich sei „nicht familiär". Seit zwei Jahren lebe ich von ihm getrennt. Ich bin dabei, zu mir zu kommen. Dabei begleiten mich einige Gespräche mit meinem Coach. Es sind Gespräche wie dieses neulich …

* * *

Madita im Gespräch mit dem Coach (I)

Madita: Ich habe Angst, dass meine Traurigkeit, wenn sie rauskommt, weg ist. Ich möchte sie festhalten. Sie ist wie ein Baby. Ich möchte es nicht weggeben.

Coach: Hätten Sie Lust zu schauen, ob Sie diesem Teil, dieser Traurigkeit, einen Platz außerhalb geben können, damit Sie die Möglichkeit haben, anders mit ihr in Kontakt zu kommen?
Madita: Sie könnte auf dem Sofa sein, mir gegenüber, aber ich habe Angst davor.

Welche Gestalt hat sie, wenn sie eine Gestalt hätte?
Madita: Eine Höhle.

Und welche Farbe?
Madita: Weiß.

Wie ist es mit Ihrer Traurigkeit, wenn sie als Höhle auf dem Sofa ist?
Madita: Ich habe Respekt vor dieser Höhle.

Nehmen wir an, diese Höhle auf dem Sofa könnte sprechen. Was denken Sie: Was könnte sie sagen?

Madita: Ich merke, ich habe Mitleid. Diese Höhle ist auf dem Sofa und hat viel mitzuschleppen.

Vielleicht können Sie dieser Höhle etwas sagen.
Madita: Wenn ich mir diese Höhle genau anschaue, habe ich wirklich nur Mitleid.

Können Sie würdigen, was diese Höhle zu erledigen hat? Sie könnten sagen: „Ich danke dir, dass du alles für mich erledigst, dass du alles runterschluckst."
Madita: Ich dachte, ich hätte für diese Schwierigkeiten schon eine Lösung gefunden, ohne direkte Auswirkungen auf meinem Körper.

Natürlich scheint es, dass die Aufgabe dieser Höhle eine unangenehme Aufgabe ist. Andererseits können Sie sagen: „Zum Glück bist du da."
Madita: Ich hätte mir gewünscht, dass die Höhle die Möglichkeit gefunden hätte, die Luft rauslassen zu können.

Nehmen wir an, die Höhle hat das gehört. Zuerst ist sie überrascht, so viel Aufmerksamkeit zu bekommen, und dann sagt sie: „Endlich merkst du, was für einen Job ich hier erledige." Vielleicht freut sie sich darüber. In einem zweiten Moment sagt sie: „Okay, ich hätte auch nichts dagegen, einen Weg zu finden, um Luft loszulassen." Es kann sein, dass die Höhle Sie fragt: „Kannst du mir helfen?"
Madita: Diese Höhle ist schon größer geworden.

Wenn sie jetzt in einer anderen Größe noch mal kommt und fragt: „Kannst du mir vielleicht helfen, Luft herauszulassen?"
Madita: Wenn ich wüsste, wie ich dieser Höhle helfen kann … Ich habe mir in der letzten Zeit Gedanken gemacht, wie ich mich besser ertragen kann, und ich merke, bei dieser Höhle habe ich ein gutes Gefühl.

Gibt es vielleicht eine andere Seite in Ihnen, die besser mit dieser Höhle in Kontakt kommen kann?
Madita: Ich denke, meine liebevolle Seite in mir.

Die Höhle hört zu und hört: „Oh, es gibt eine liebevolle Seite. Kann diese liebevolle Seite mir ein wenig Luft verschaffen?"
Madita: Ich glaube, ich brauche mehr Kontakt zu mir selbst. Ich hatte davor Angst. Und ich merke jetzt, dass diese liebevolle Seite mir helfen kann, besser bei mir zu bleiben.

Was denken Sie, wie es für die Höhle ist, wenn sie diese Sätze hört?
Madita: Sie macht sich Gedanken vor allem in Bezug auf die Möglichkeit, Luft herauszulassen.

Ich habe den Eindruck, dass Sie jetzt Ihre Angst in der Vergangenheit gelassen haben. Auch die Höhle hatte Angst und sucht in der Gegenwart Wege, um anders mit dieser Angst umzugehen. Die Höhle weiß nun, dass Sie andere Teile aktivieren können, um andere Kräfte in Bewegung zu setzen.
Madita: Das fühlt sich an wie eine neue Geburt. Ich habe früher Angst gehabt, weil ich nicht wusste, wie ich mit dieser Angst umgehen kann. Jetzt, wo ich das weiß und ich diese Angst im Gesicht dieser Höhle vor mir sehen kann, bekomme ich ein sicheres Gefühl.

Wir könnten schauen, welche Auswirkung das auf Ihren Organismus hat.
Madita: Wenn ich meine Hand auf meinen Bauch lege, wo ich ständig Druck spüre, merke ich, dass dieser Druck weniger geworden ist. Ich spüre eine liebevolle Seite, die mich unterstützt. Aber der Druck ist noch da.

Dieser Druck ist am Anfang sehr groß gewesen ist. Deswegen haben wir diese Höhle aus Ihnen herausgeholt.
Madita: Ich sehe in mir ein starkes grünes Licht und denke an einen Spielfilm, in dem viele Männlein aus der Höhle herauskommen.

Haben diese Teile, in denen dieser Druck ist, eine Möglichkeit, als Männlein aus Ihrem Bauch herauszukommen?
Madita: Es sind Strichmännchen, viele bunte Strichmännchen, und sie kommen raus.

Wo gehen sie hin?
Madita: Überall in den Raum. Ich merke zwischen der Höhle und diesen Männlein eine vertraute Atmosphäre. Und es sind viele, die rauskommen.

Überprüfen Sie nochmal mit Ihrer Hand, was das für eine Auswirkung auf Ihren Organismus hat.
Madita: Der Druck ist fast weg. An meinen Beinen ist ein angenehmes Kribbeln. Ich bin überwältigt von allem, was passiert ist. Ich denke, ich bin in einem Prozess, und es wird wahrscheinlich noch mehr passieren.

Es muss nicht alles sofort sein.
Madita: Das gibt mir Kraft, so weiterzugehen.

Sie haben gemerkt, dass diese Angst nur ein Teil von Ihnen ist. Es sind nicht Sie als Ganzes. Sie haben im Laufe der Zeit gesehen, dass andere Seiten von Ihnen mit dieser Angst in Kontakt kommen können – zum Beispiel die liebevolle Seite. Wenn aber die Angst wiederkommt, können Sie sich überlegen, ob Sie etwas finden, was Ihnen hilft – ein Symbol.
Madita: ... es gibt im Film „Ghostbuster" ein Gespenst.

Wenn Sie in der nächsten Zeit Angst oder Druck spüren, können Sie sich vorstellen, dass dieses Gespenst Sie daran erinnert, dass Sie noch andere Seiten haben?
Madita: Wenn ich Angst bekomme, könnte so ein Symbol mir helfen, die anderen Seiten zu aktivieren.

Wie wäre es, wenn Sie sich so ein Gespenst besorgen?
Madita: Ich kenne einen Comic-Laden, in dem ich sicher so etwas finde.

* * *

Madita erzählt weiter:

Wenn ich meinen Sohn heute sehe, erinnere ich mich an meine Kindheit in schönen Bildern. Da gab es einen großen Sommergarten. Meine Großeltern haben mit im Haus gewohnt. Meine Eltern hatten das Haus zusammen mit ihnen gekauft. Ich war dort sehr glücklich.

Meine Eltern gingen arbeiten. Meine Oma war für mich zuständig. Sie ist sehr früh verstorben; ich war erst sieben Jahre alt. Da gab es einen Riss.

Die folgende Erbschaftsgeschichte unter den Geschwistern meiner Mutter ist sehr böse abgelaufen. Meine Eltern haben sich entschieden, die Geschwister auszubezahlen, damit sie das Haus behalten konnten. Ihr Elternhaus. Deshalb mussten sie noch mehr arbeiten gehen. Ich kam in einen Hort. Mein Vater ist Beamter. Ich bin Einzelkind. Die wollten schon noch mehr Kinder, aber wegen der ganzen Arbeit ist es bei einem Kind geblieben.

Ich habe sehr unter dem Druck meines Vaters gelitten. Wenn ich nachmittags nach Hause kam, musste ich die Hausaufgaben so machen, wie er das wollte, was ich nie konnte.

Heute ist meine Mutter häufiger Thema. Fast immer geht es um meinen Sohn. Wenn ich ihn verteidige und sie nicht einverstanden damit ist, schaut sie beleidigt weg und antwortet mir gar nicht mehr. Andererseits ist sie für ihn da, wenn ich zu der Selbsthilfegruppe gehen möchte, die ich leite. Komme ich zurück, kann ich mich mit ihr austauschen – zumindest kurz.

Mit meinen Ängsten ist es besser geworden. Sie sind jedoch noch da, wenn ich E-Mails aufmache oder Kontakt mit meinem Ex-Mann habe. Neulich war die Umgangspflegerin bei uns. Da hat es richtig geknallt. Sie sagte, wenn ich einmal sterben würde, käme mein Sohn ohnehin zum Vater. Und das sagt sie mir, einer krebskranken Frau. Warum sagt sie mir so etwas?

Wenn ich versuche, mit meinem Ex über unseren Sohn zu sprechen, merke ich häufig, dass er mich ignoriert. Dieses Ignorieren kenne ich von meiner Mutter. Nur geht es in diesem Fall um mein Kind. Und es geht um mich. Die Umgangspflegerin meinte, es sei mein Gefühl, dass mein Ex-Mann sich über mich stellt. Es sei aber gar nicht so. Ich weiß nur, dass mir eine normale

Unterhaltung mit ihm fehlt. Er sollte sich mit mir unterhalten, einfach unterhalten, auf der gleichen Ebene. Wenn er sich jedoch über mich stellt, was soll ich da machen?
Eine Woche später meinte die Pflegerin, er bringe auch eine andere Kultur mit. Er ist kein Deutscher. Sie hat eine Familienberatung vorgeschlagen. Ich brauche das nicht. Wenn ich darüber rede, wird mir ganz kalt. Ich komme da nicht weiter. Eigentlich sollte ich mit ihm keinen Kontakt haben. Trotzdem habe ich Kontakt. Da stecken wieder diese Wünsche nach Harmonie dahinter. Mein Bedürfnis ist, zu erreichen, dass ich unseren Sohn zusammen mit ihm tragen kann. Ich weiß, es ist eine hohe Erwartung.

Zurück zu einem weiteren Gespräch mit dem Coach …

***

Madita im Gespräch mit dem Coach (II)

Coach: Sie wollten sich ein Symbol besorgen, ein Gespenst.
Madita: Steht auf dem Zettel. Wenn ich in der Stadt bin, hole ich mir ein kleines Gespenst.

Das ist in Ordnung. Die Dinge entwickeln sich. Sie brauchen Ihre Zeit und Sie merken: Alles ist da.
Madita: Ich sehe diese Höhle auf dem Sofa. Und wenn ich sie da sitzen sehe, denke ich an alles, was sie verpacken und schlucken muss. Da tut sie mir leid. Aber ihre Art ist schon ganz knuffig.

Stellen Sie sich vor, diese Seite, die früher im Bauch war, sitzt da. Sie hatte zuerst ein Gefühl: „Die Madita möchte mich nicht haben. Sie möchte mich wegschmeißen." Nun kommen Sie zu ihr und vermitteln ihr ein Gefühl von Mitleid. Und ich denke, es ist noch mehr ...
Madita: … ich habe Mitleid mit ihr und möchte sie ganz fest drücken.

Sie merken, da ist Anerkennung. Sie würdigen sie.
Madita: Ja.

Zuerst wollten Sie diese Seite einfach wegwerfen. Nun bekommt sie eine neue Bedeutung. Sie merken, was für eine große Rolle diese Höhle spielt. Deswegen möchten Sie sie umarmen. Das sind schöne Gefühle.
Madita: Ja.

Die Höhle scheint mir positiv überrascht: „Meine Güte, so viel Aufmerksamkeit und Anerkennung!"
Madita: Ja.

Dieser Druck hat seinen Platz nicht mehr in Ihrem Bauch. Der sitzt vor Ihnen auf dem Sofa.
Madita: Spüre ich Druck, fällt es mir schwer, diesen Blick zu haben. Schaffe ich es, diese Seite vor mir zu sehen, merke ich, dass es möglich ist.

Vielleicht können wir schauen, was aktuell los ist. Sie erledigen viele Dinge. Letztendlich kommt die Frage: „... und was ist mit mir?"
Madita: Weil es zu viel ist, habe ich jeden Tag neue Prioritäten gesetzt. Das Gute dabei: Ich bin mehr und mehr für mich da. Ich grenze mich mehr von meinen Eltern ab und sage weniger „Ja und Amen". Schwer bleibt es mit meinem Ex-Mann, wenn es um unser Kind geht.

Was passiert dann?
Madita: Ich habe direkt so einen Klumpen im Magen.

Sie sprechen über einen Klumpen im Magen. Aber Sie bleiben nicht bei dieser Schwierigkeit. Merken Sie das?
Madita: Mein Magen sagt mir: „Gib es mir her."

Was antworten Sie?
Madita: Wenn ich sehe, was er alles so runterschluckt, fühlt sich das wie Müll an. Trotzdem möchte ich, dass er mit Respekt behandelt wird. Ich möchte Vertrauen aufbauen.

Können wir diesen Müll vom Bauch auf das Sofa verschieben?
Madita: Das können wir. Und das macht Spaß …

Das ist neu. Seit wann macht das Spaß?
Madita: Es ist diese Figur auf dem Sofa, die mich die Sache so sehen lässt.

Wie ich Sie jetzt verstanden habe, bleiben Sie nicht bei diesem Müll …
Madita: Ich gebe den Müll aber nicht ab. Das passiert mir oft: Wenn ich ihn schon habe, gebe ich ihn nicht ab. Das kenne ich auch bei anderen Sachen: „Die gebe ich nicht ab."

Was passiert damit?
Madita: Die Höhle fragt mich: „Warum gibst du es mir nicht?"

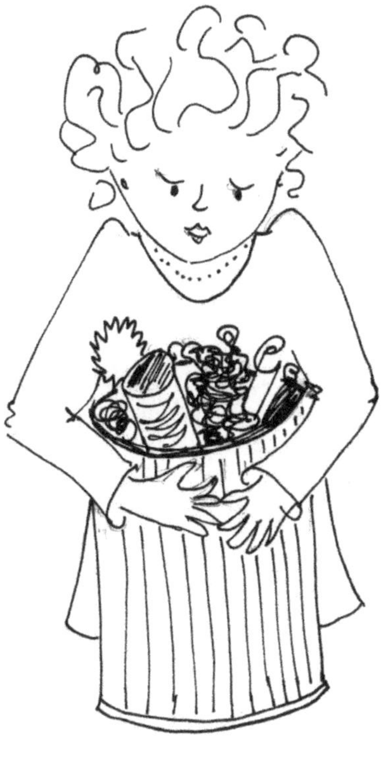

Was brauchen Sie, damit Sie das loslassen können?
Madita: Vertrauen.

Vertrauen.
Madita: Ich weiß auch nicht, warum ich das so festhalte – oder doch: Weil ich nichts anderes kenne!

Sie haben mal gesagt, dass Sie es – auch wenn das schwierig ist – schaffen, bei sich zu bleiben. Schaffen Sie das ohne Vertrauen?
Madita: Nie.

Diese Seite auf dem Sofa bekommt Vertrauen von Ihnen. Wenn ich Sie richtig verstanden habe, haben Sie in dieser Richtung schon angefangen.
Madita: Ja.

Könnte es sein, dass dadurch immer mehr vom Bauch auf das Sofa kommt? Auch wenn Sie sagen, es ist schwierig, loszulassen?
Madita: Ja, bestimmt. Dann entsteht eine Freundschaft.

Interessant.
Madita: Wenn ich von meinem Bauch etwas mit Vertrauen dieser Seite schenken kann, kann eine Freundschaft entstehen.

Wir können sagen, aus diesem Monster wird ein Freund.
Madita: Monsterchen.

Könnte es sein, dass Sie mehr bei sich bleiben können, weil dieses Monsterchen immer mehr ein Freund wird?
Madita: Ich glaube schon.

Was brauchen Sie noch, damit Sie weitergehen können, wenn Sie Druck oder Ängste in Ihrem Bauch spüren?
Madita: Meine Freundin hat einen Hund. Ich überlege mir die ganze Zeit, ob ich auch einen Hund anschaffen sollte. Ein Hund kann auch ein Symbol der Lebendigkeit sei.

Lebendigkeit.

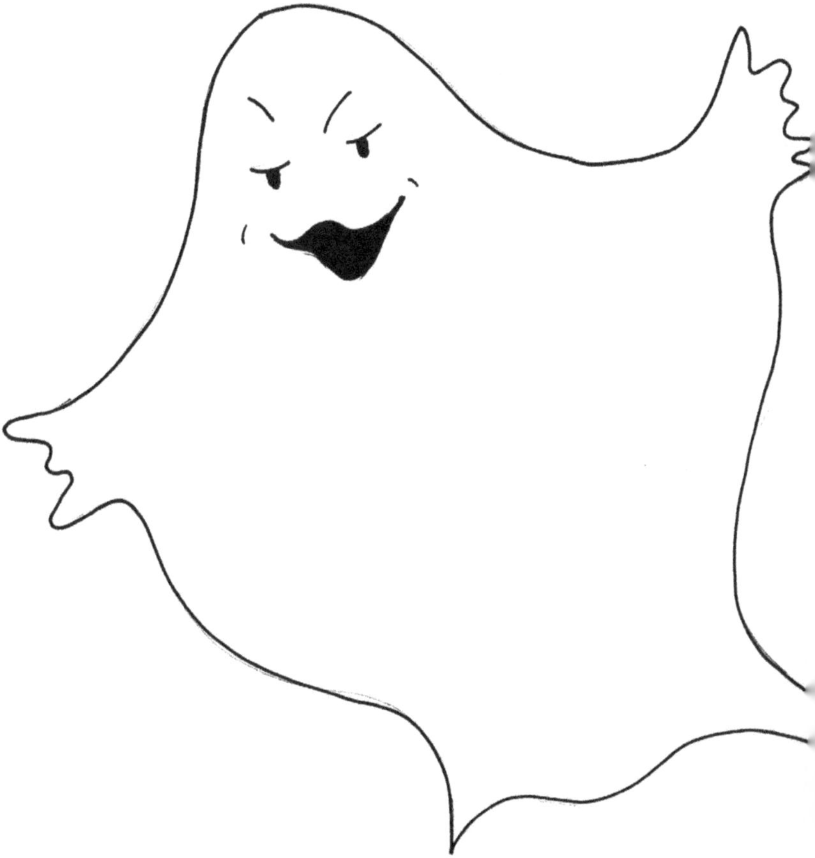

Das Monster wird zum Monsterchen – und zum Freund.

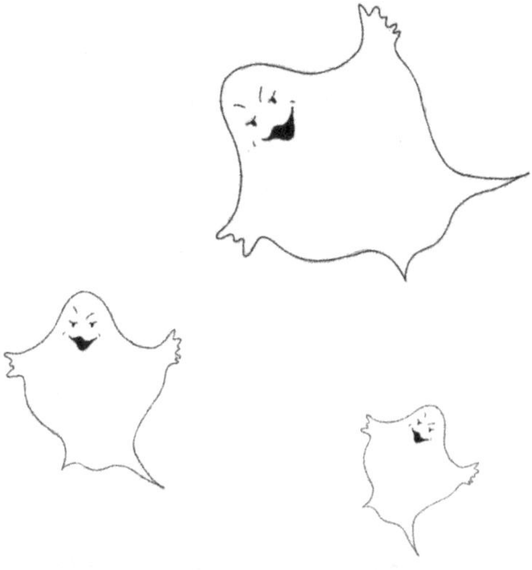

Madita: Ich könnte mir einen Hund als Plüschtier besorgen. Ich merke, mir fehlt Lebendigkeit.

Es ist interessant, von „Monsterchen" auf den Hund zu kommen.
Madita: Das ist etwas Neues.

Ich kann diese Lebendigkeit in Ihrem Gesicht sehen. Es ist eine andere Ausstrahlung da.
Madita: Diese Lebendigkeit wünsche ich mir für zu Hause. Mein Sohn wünscht sich ein Schwesterchen, wenn er es auch nicht so direkt sagt. Er steht auf und erzählt mir, dass er geträumt hat, ich hätte ein Baby im Bauch. Oder er bringt mir Blumen, Steine oder Stöckchen für ein Baby mit. Es kann natürlich sein, dass ihm der Papa fehlt. Ein echter Hund könnte mehr Lebendigkeit bringen ... Zuerst als Plüschtier, als Symbol.

Wie reagiert Ihr Organismus, wenn Sie mit diesen Bildern beschäftigt sind?
Madita: Ich finde es sehr angenehm, dass viel Bewegung drin ist, dass – trotz dieses Drucks – in mir eine innere Ruhe ist. Ich bin mit meinen Hormonen auf Hochtouren. Dennoch spüre ich eine Ruhe in mir. Etwas in mir ist ruhig.

Sie sagen „trotz dieses Drucks". Dieser Druck sitzt auf diesem Sofa in der Gestalt eines Monsterchens, und es hat mit Ihrem Leben zu tun. Sie haben gesagt, es ist ein Freund geworden. Statt „trotz" können wir sagen, dass sich „zum Glück" so ein Druck entwickelt hat. Sie merken, dass Sie durch diesen Prozess zu mehr Lebendigkeit kommen.
Madita: Es ist vielleicht fremd, aber diese Lebendigkeit ist auch etwas Neues.

Sie wissen: Was Sie da im Laufe der Zeit im Bauch gesammelt haben, bleibt. Es ist eine Seite von Ihnen, es ist ein Netzwerk, das Sie im Laufe der Zeit aufgebaut haben und dass Sie bis ans Ende des Lebens mitschleppen. Und was passiert jetzt? Sie schaffen eine neue Beziehung zu diesem Druck. Der Druck ist sowieso da. Sie können dagegen kämpfen und ihn als Müll definieren – verbunden mit dem Wunsch, ihn wegzuschmeißen.
Madita: Es ist wirklich so. Das spüre ich.

Sie schaffen es zunehmend, den Druck nicht mehr in sich, sondern vor sich auf dem Sofa zu haben, in der Gestalt einer Höhle. Oder als Monsterchen, das ein Freund wird und Sie zur Lebendigkeit einlädt.
Madita: So gesehen, ja. Es ist sehr interessant.

Dieser Prozess geht weiter, weil Sie diese Lebendigkeit mit einem Hund verbinden können, zuerst mit einem Bild, einem Plüschtier, irgendwann vielleicht mit einem lebendigen Hund. Wer macht diesen Prozess? Sie, nur Sie. Das Ganze ist immer da gewesen. Aber jetzt geben Sie allem, was schon da war, ein neues Gesicht: diesem Druck, diesen Ängsten, diesem Müll. Was passiert? Durch diese Lebendigkeit merken Sie, dass Sie den Weg finden, „bei sich zu sein", „sich selber zu finden".
Madita: Hm, ja.

Das ist auch eine Antwort auf diese erste Zwickmühle, die wir hatten, dass dieser Müll auch durch diese Gespräche nicht wegzuschaffen ist. Wenn Sie durch diesen Prozess eine neue Beziehung mit ihm aufbauen und ihm eine neue Bedeutung geben, wird er ein Freund, der Lebendigkeit mitbringt. Etwas Lebendiges zu erleben, heißt auch „bei mir zu sein". Darf ich diesen Prozess so ausdrücken?
Madita: Es ist natürlich alles noch nicht so. Wenn ich das als Prozess vor mir habe, sehe ich eine Möglichkeit.

Ich möchte Sie einladen, sich an das Monsterchen auf dem Sofa zu erinnern, wenn Sie es im Alltag mit Bauchschmerzen zu tun bekommen. Es sitzt da, ist ein Freund geworden und bringt Leben hervor.
Madita: Wenn ich nächstes Mal etwas Unangenehmes erlebe, wie E-Mails aufmachen, probiere ich das aus.

In diesem Prozess merken Sie, dass Sie letztendlich bei sich sind.
Madita: Und ich bin nicht allein! Und ich bin stärker!

Wie geht's Ihnen damit?
Madita: Es ist angenehm. Das spüre ich im ganzen Körper. Es gibt mir Kraft, das in kleinen Schritten zu erreichen.

Madita erzählt:

Früher war es so, dass mich ein negatives Gefühl komplett ausgefüllt hat. Ich konnte gar nicht mehr handeln. Ich war wie gelähmt. Das hat mich über Wochen beschäftigt. Ich habe das nicht einsortiert bekommen. Ich hatte Angst, das anzunehmen. Heute ist das anders. Wenn mich jemand nicht mag, ist das so. Innerlich sage ich mir dann: „Ich bin mehr als nur diese Niederlage." Mir hilft da eine kraftvolle Madita. Eine verständnisvolle Madita. Eine Madita, bei der ich mich geborgen fühle. Bei der ich keine Angst zu haben brauche, dieses Gefühl anzunehmen. Es ist in mir, und das sage ich mir.
Ich wünsche mir, dass ich das, was mir früher so gefehlt hat, heute ausleben kann. Mein Sohn ist jetzt viereinhalb. Ich komme immer mehr dazu, etwas für mich zu tun. Wenn er ein Wochenende lang bei seinem Vater ist, schaue ich, was ich in der Zeit für mich tun kann, zum Beispiel zusammen mit einer Freundin weggehen. Früher war ich eine Party-Maus, ich hab auf Tischen getanzt! Das ist in mir drin. Heute möchte ich das ganz anders genießen. Vor Kurzem war ein schöner Sommerabend. Ich war im Kino; es war toll.
Ich habe eine sehr fleißige Mutter. Und einen sehr fleißigen Vater. Aber ich möchte so gerne einmal mittags nach Hause kommen und einfach die Füße auf den Tisch legen. Lange galt für mich: „Tagsüber sitze ich nicht." Inzwischen sitze ich.
Es gibt noch ein Thema. Wenn ich durch den Wind bin – durch Medikamente, durch Hormone –, steht mein Leben schnell Kopf, wenn etwas ungeklärt ist. Dabei möchte ich ein Zuhause haben, das „klar" ist. Es ist ein Bild meiner Seele: Ich möchte zu Hause einfach nicht zu viel zu tun haben. Damit ich diese Ruhe empfinden und Kraft tanken kann; denn die Krankheit ist da …

***

Madita im Gespräch mit dem Coach (III)

Madita: Ich habe gedacht, ich bin durch. Ich bin zu einer Untersuchung gegangen, um die Medikamente für meine Krebserkrankung herunterzudosieren. Zuvor hatte ich etwas an meiner Brust gespürt, das wehtat. Es tut mir immer noch weh. Ich habe Knoten in meiner Brust.

Coach: Ursprünglich war der Krebs nicht in der Brust.
Madita: Meine ursprüngliche Krebserkrankung war an der Schilddrüse. Es ist aber nicht klar, was mit der Brust ist. Ich habe auch Schmerzen an meinem linken Arm und meiner linken Hand. Die Ärzte sagen, das sei eine Arthrose. Es ist nicht klar, ob dieser Schmerz, der von der Hand über den Arm geht, mit dem Schmerz an der Brust zu tun hat. Ich bekomme morgen eine Brustuntersuchung mit Ultraschall und muss auch in die Nuklearmedizin. Die haben schon festgestellt, dass die Tumormarker hochgegangen sind, wenn auch nicht besonders hoch.

Könnten die Beschwerden an der Brust unabhängig vom Tumor sein?
Madita: Das ist meine Hoffnung. Ich habe immer gedacht, wenn es weh tut, ist es kein Krebs.

Wir können unseren Körper mit Imagination beeinflussen.
Madita: Ich lerne immer mehr, mich von dieser Ohnmacht vor der Krankheit zu distanzieren. Ich werde immer aktiver und lasse mich nicht mehr von der Krankheit überwältigen. Ich lebe. Das Leben geht weiter, obwohl mir die Tränen kommen.

Zum Leben gehört eine Madita, die mit Lust und Begeisterung etwas unternehmen möchte, und auch eine andere Madita, der die Tränen kommen.
Madita: Ich habe mir gesagt: Wenn eine Seite mehr Aufmerksamkeit braucht, werde ich das Gefühl der Traurigkeit zulassen. Ich möchte mich nicht dagegen wehren und mir Zeit dafür nehmen. Ich möchte auf jeden Fall dieser Seite mehr Aufmerksamkeit geben. Sie sollte einen guten Platz bekommen.
Andererseits möchte ich etwas für mich machen. Ein Freund hat mir eine CD mit Entspannungsmusik gegeben. Die habe ich schon mehrere Male beim Autofahren gehört. Das hat echt gepasst. Ich denke, das ist schon etwas, was ich für mich tun kann: Raum für mich haben und Ruhe.

Das finde ich sehr gut.
Madita: Ich möchte bei mir bleiben.

Was heißt diese Krankheit für Sie?
Madita: Zuerst habe ich gedacht, sie sagt mir: „Du sollst auf die Bremse treten." Um etwas ruhiger zu werden. Nur: Mein Organismus fährt auf Hochtouren. Ich schaue, was mir helfen kann.

Sie sprechen über Hilfe. Was brauchen Sie?
Madita: Mehr Raum, mehr Raum für mich. Ich habe gedacht, ich brauche mehr Ruhe. Das ist ein Zeichen für mich. Ich habe gemerkt, dass ich in der letzten Zeit zu viel mache. Sogar nach einem vollen Tag habe ich an drei Abenden in der Woche noch unterschiedliche Tätigkeiten. Es könnte mir helfen, abends einfach auf dem Sofa zu liegen. Raum für mich zu haben.

Wenn sie „Raum" sagen, meinen Sie einen Raum in Ihrer Vorstellung?
Madita: Beides. Ich habe zum Beispiel mein Wohnzimmer in einer Farbe gestrichen, bei der ich mich wohlfühle, total umarmt. Die Farbe ist ein Altrosa.

Ich möchte Sie einladen, diesen Raum in Ihrer Vorstellung mitzunehmen.
Madita: Gerne.

Wie atmen Sie, wenn Sie sich in diesem Raum wohlfühlen?
Madita: Zuerst bin ich erleichtert, dass ich ankommen kann.

Wie sitzen Sie, wenn Sie ankommen?
Madita: Locker. Ich lasse mich fallen. Das mache ich jetzt auch.

Fühlen Sie dieses Lockersein an Ihren Füßen …, an Ihren Beinen …, in Ihrem Becken …, im Bauch …, im Rücken …, an der Brust …, in den Armen …, am Hals …, im Kopf … bis ganz oben, zu den Haarspitzen?
Madita: Ich fühle mich entspannt. In dieser Zeit habe ich viele Schmerzen; da tut mir dieses Loslassen gut.

Spüren Sie diese Gelassenheit am ganzen Körper?
Madita: Ich spüre das.

Wie atmen Sie, wenn Sie sich gelassener fühlen?
Madita: In den Bauch.

Ist die Atmung tiefer?
Madita: Eine gute Atmung ist es für mich, wenn sie in meinem Bauch ankommt.

Ist es im Augenblick so?
Madita: Ja, das spüre ich.

Was ist mit Ihrer Körperhaltung?
Madita: Auf einer Seite bin ich ganz locker. Auf einer anderen Seite habe ich Halt.

Ich möchte Sie einladen, das zu begrenzen, was Sie in Ihrem Körper „aufgebaut" haben – zum Schutz. Das ist I h r Raum. Niemand kommt hinein, wenn Sie es nicht möchten.
Madita: Ich denke, das ist mein Raum: etwa einen Arm lang um mich ganz herum.

Wenn Sie den Raum brauchen, können Sie ihn einfach „aufbauen". In unterschiedlichen Situationen: bei der Arbeit, im Gehen, im Sitzen, im Liegen, allein, mit Freunden, mit Ihrem Sohn.
Madita: Es ist interessant. Ich bin richtig entspannt, obwohl ich in meinem Arm und hier auf der Seite an meiner Brust im Augenblick Schmerzen habe.

Sie merken, wir können uns selber hypnotisieren. Wir können uns beeinflussen. Wir bleiben noch einen Augenblick dabei: Welche Farbe haben Sie gerne in diesem Raum?
Madita: Altrosa.

Genauso wie die Farbe in Ihrem Wohnzimmer? Können Sie diese rosa Farbe nun visualisieren in diesem inneren Raum?
Madita: Ja. Zwitschern von Vögeln.

Ich möchte Sie einladen, noch mal Ihren Raum zu spüren, Ihre Hände und Ihre Arme zu strecken und rundherum zu bewegen.

Madita: Ja.

Denken Sie, Sie brauchen noch etwas in Ihrem Raum?
Madita: Ich denke, es ist alles da, was mich zu Ruhe und Entspannung bringt.

Ich möchte Sie einladen, eine Verbindung zu Ihrer Krankheit zu finden. Sie haben in diesem Augenblick ein wenig Schmerzen. Wir können uns vorstellen, dass noch mehr Schmerzen dazukommen oder, wie Sie gesagt haben, Momente, in denen Tränen kommen.
Könnten Sie diese schmerzlichen Momente nutzen – fast wie eine Erinnerungsmöglichkeit, fast wie einen Anker, der Sie erinnert: „Ich kann meinen Raum finden!"?
Madita: Anker ist toll! Manchmal befinde ich mich in einer anderen Welt mit vielen Gedanken; ich verliere den Kontakt mit der Realität. Ein Anker kann mir helfen, diese Verbindung zwischen Schmerzen und Ruhe zu finden. Wenn ich unangenehme Momente erlebe, könnte ich dadurch einen Schubs bekommen, um eine Verbindung mit meinem inneren Raum zu finden.

Sie können sich selbst signalisieren: „Ich erinnere mich!" Der Schmerz wird eine Erinnerungsmöglichkeit, ein Anker, der Ihnen erlaubt, zu diesem angenehmen Raum zu kommen. Dann können Sie – genau wie wir es jetzt hier gemacht haben – selbst Ihren inneren, angenehmen, geschützten Raum aufbauen. Die Bewegung mit Ihren gestreckten Armen kann Ihnen dabei helfen.
Madita: Ich spüre das. Jetzt klappt es. Diese Verbindung zwischen aktuellen Schmerzen an Arm und Brust und innerem Raum ist da. Der Schmerz ist nicht ganz weg, aber steht im Hintergrund. Wenn ich das mache – mit diesen gestreckten Armen – schicke ich eine Botschaft an mein Gehirn: „Es ist Zeit für Entspannung, Zeit, zu meinem inneren, angenehmen Raum zu kommen." Ich muss auch an eine Übung denken, die ich vom Yoga kenne, bei der ich die Arme hochstrecke.

Ich denke, es ist wie ein Mosaik. Unsere Zusammenarbeit hier ist ein Stein. Alle anderen Steine, die helfen können, sind willkommen. Sie können die beiden Bewegungen – die Arme um den Körper bewegen

und sie in die Höhe strecken – verbinden, wenn Sie denken, dass sie sich ergänzen.
Madita: Die passen gut zusammen.

Ich möchte Sie weiter einladen, in Kontakt mit unterschiedlichen Körperteilen zu kommen, die sich nicht so gut anfühlen. Dabei können Sie jederzeit in Ihren angenehmen Raum zurückkehren. Sie können zum Beispiel eine Hand auf Ihren Bauch legen und sich vorstellen: „Wie ist meine Atmung, wenn es mir gut geht?" Langsam können Sie mit Ihrer Vorstellung die Atmung in Ihrem Bauch verändern und dadurch eine tiefe, angenehme Atmung erleben. Schritt für Schritt können Sie alle Elemente des inneren Raums zurückrufen, sie wieder neu erleben. Sie denken auch an Ihre Haltung: „Wie sitze ich, wie stehe ich, wenn es mir gut geht?"
Madita: Ich merke das! Es ist interessant: Im Augenblick gehen meine Augen langsam zu; das ist für mich ein Zeichen, dass ich Gelassenheit spüre, auch wenn ich im Hintergrund noch etwas Schmerz habe. Das werde ich auch beim nächsten Besuch im Krankenhaus gut brauchen können.
Ich komme immer mehr weg von diesem alten Muster, wo ich der Krankheit gegenüber ohnmächtig war. Jetzt fühle ich mich aktiver: Ich habe richtig Lust, das zu erleben! Interessant, dass ich meinen Körper so beeinflussen kann!

Wir können unseren Körper mit unserer Imagination beeinflussen, unser Immunsystem stärken und hilfreiche Hormone aktiv werden lassen.
Madita: Das gibt mir ein schönes Gefühl.

Das kann eine gute Ergänzung zur medikamentösen Behandlung der Krankheit sein.
Madita: Das wünsche ich mir!

Was für eine Auswirkung hat das auf Ihren Organismus?
Madita: Wohlgefühl und Ruhe. Merkwürdigerweise auch Klarheit und etwas Struktur, mit der ich alles einordnen kann. Ich lebe oft mit Unruhe und verliere meine Struktur. Im Augenblick spüre ich, dass ich Ruhe finden kann, um Ordnung in mein Leben zu bringen. Ich merke, dass in dieser Vorstellung alle Teile –

auch die schmerzlichen – gut aufgehoben sind. Ich bin nicht mehr ausgeliefert. Ich kann mich mit Schmerzen und Krankheit beschäftigen und ihnen die richtige Zeit geben. Zusätzlich kann ich sie zu etwas Angenehmerem einladen, was wir heute mit diesem inneren Raum „aufgebaut“ haben. Und das auch, wenn ich an einem anderen Ort oder unterwegs bin.

***

Madita erzählt:

Es gibt sie beide: die starke Madita und die schwache Madita. Die gläubige Madita, die gibt es auch. Unmittelbar nach meiner Diagnose hatte ich Krach mit meinem Freund. Ich bin hochschwanger in die Uniklinik gefahren und oben in die Kapelle gegangen. Die Situation ist sehr persönlich. Mir geht es um das Gefühl dabei, um mein Gefühl.
Ich bin nach Hause zurück und habe mich in die Badewanne gelegt. Dort in der Badewanne habe ich mich so umarmt gefühlt, so geborgen. Ich kannte dieses Gefühl vorher gar nicht. Mit Kind im Bauch. Das hat mich so überwältigt. Bis heute.
Ich habe eine sehr sehnsüchtige, sehr stimmige Verbindung zur Kapelle da oben. Immer, wenn ich jetzt wieder da bin, gehe ich gerne dahin. Da kann ich gut zu mir kommen, zu mir selbst.
Ich möchte einfach leben. Ich möchte das Leben spüren. Ich möchte spüren, was ich mache.
Zum Schluss habe ich mir beim Coach noch ein anderes Thema gewünscht: die Lebensenergie, die ich vor der Krankheit hatte. Wie ich die zum Fließen bekomme. Wie ich die spüren kann. Die Energie, die ich damals hatte, wünsche ich mir wieder in meinen Alltag. Ich habe immer gedacht, ich möchte mich so fühlen wie damals: „Chakka, ich bin's!“

Ich weiß nicht, wie lange noch ... Wenn es mir nicht gut geht, hilft mir der Gedanke an meinen Sohn weiter. Am Abend werde ich ihm noch ein Geschenk zu seinem Geburtstag einpacken. Ich freue mich schon auf seine großen Augen.

„Mit der eigenen Traurigkeit im Kontakt“
Ein Interview mit dem Coach zu Madita

Frage: Was hat das Thema „Traurigkeit“ mit einem Baby zu tun?
Coach: Um einen Prozess in Gang zu setzen, ist es einfacher, mit einem Bild in Form einer Gestalt zu arbeiten. Die Gestalt kann beweglich sein, eine Farbe haben oder ein Geräusch von sich geben.

Sie möchte ihr „Baby“ nicht weggeben.
Coach: Ich kann nur Fragen stellen. Madita entscheidet, was für sie wichtig ist. Wenn sie gesagt hätte: „Ach, lassen wir das. Ich möchte das wirklich in meinem Bauch behalten“, wären wir zu einem anderen Thema gekommen. Wichtig ist: Respekt meinerseits steht an erster Stelle. Sie sagt mir, ob sie da weitermachen möchte.

Sie sind der „Realitätenkeller“.
Coach: Meine Aufgabe ist es, meiner Erfahrung und Bildung entsprechend ein schönes „Menu“ anzubieten. Sie entscheidet, was sie für sich für angemessen hält.

Warum möchten Sie von Madita die Stelle wissen, an der es ihr am angenehmsten ist, mit ihrer Traurigkeit in Kontakt zu kommen?
Coach: Der Ort ist sehr wichtig. Sie spürt etwas im Bauch. Sie kann das jedoch nicht sehen. Das heißt, diese Seite, dieses Gefühl hat sie im Griff. Wenn dieses Gefühl jedoch fünf Meter weit weg ist, fällt es leichter, mit ihm in Kontakt zu kommen. Sie kann ihm ins Gesicht sehen. Und: Sie kann mit ihm in Kontakt kommen und eine neue Beziehung beginnen.

Madita sagt etwas Überraschendes. Sie sagt nicht: „Baby“. Sie sagt: „eine Höhle“ ...
Coach: ... und wir geben einem Gefühl eine Gestalt ...

... indem Sie Madita einladen, mit der Höhle zu reden.
Coach: Es geht um Anerkennung. Sie hat schon angefangen zu sagen: „Oh arme Höhle, ich habe Mitleid mit dir.“

Sie möchte, dass ihr die Höhle „mehr Luft gibt".
Coach: Das ist schon interessant. Ich wollte ihre Anerkennung für ihre Höhle einfach bestätigen. Sie geht in ihrem Prozess weiter. Man merkt, dass die Idee nicht von mir kommt. Sie baut eine Beziehung auf. Sie möchte von dieser Höhle mehr Luft. Das ist ihr Thema.

Die Höhle hat ihr bisher scheinbar auch ganz gut geholfen und viel heruntergeschluckt.
Coach: Das ist ein negativer Teil, das sollten wir nicht vergessen. Aber in dieser Entwicklung merkt Madita, dass diese negative Seite auch positive Anteile hat und bestimmte Bedürfnisse deutlich macht.

Für sie das Bedürfnis nach Kontakt mit ihrer „liebevollen Seite".
Coach: Die meisten Leute kommen zu mir und sind „problemhypnotisiert". Wenn jemand als „depressiv" diagnostiziert wurde, werden seine Lebenssituation und das Bild, das er davon hat, sein ganzes Leben beeinflussen.

Depressionen können heftig sein.
Coach: Bildlich gesehen ist ein solches Problem oft riesig wie ein Berg. Wen es betrifft, der kommt sich vor wie ein Zwerg. Eine Aufgabe in den Gesprächen ist die Reaktivierung der Kompetenzen und Fähigkeiten, die in jedem von uns vernetzt sind.

Was bedeutet das genau?
Coach: Aus der Hirnforschung wissen wir, dass Zellen, die bei einem Ereignis feuern, sich vernetzen. Diese vernetzten Zellen können in einer ähnlichen Situation wieder feuern. Das passiert nicht nur auf einer bewussten, sondern hauptsächlich auf einer unbewussten Ebene.

Im Fachjargon wird das „Priming" genannt.
Coach: Auslöser kann ein Geruch, eine Geste, ein Bild, ein Sound sein, und die vernetzten Zellen sind sofort wieder aktiv. Meine Tätigkeit als Coach ist es, durch Interventionen andere vernetzte und schon vorhandene Synapsen wieder aktiv werden zu lassen.

Wie geschieht das?
Coach: Eine Möglichkeit ist die Wiederentdeckung und Aktivierung von anderen Seiten in der Person, die hilfreich sein können. Bei Madita etwa bedeutet das: Sollte diese Höhle wieder Angst bekommen, kann eine liebevolle Seite in ihr zu dieser Höhle hingehen und mit der Höhle in Kontakt kommen. So entsteht eine neue Beziehung, durch die Ressourcen aktiviert werden können.

Warum sind die Auswirkungen auf den Körper wichtig?
Coach: Reaktionen in unserem Organismus – im Bauch, die Atmung, die Haltung – entwickeln sich unwillkürlich. Wenn es jemandem gut geht, atmet er anders oder hat ein anderes Gefühl im Bauch; vielleicht sitzt er auch anders.
Das ist für mich eine Rückmeldung – und für die Betroffenen eine Bestätigung, dass etwas angefangen hat, sich zu verbessern. Der Körper ist wie ein Freund und lügt nicht. Wenn ich Bauchschmerzen habe und mich hinter einer schönen Fassade verstecken will, geht es mir trotzdem nicht gut.
In der modernen Hirnforschung wird dieser Prozess als „somatischer Marker" bezeichnet. Manche sagen einfach „Bauchgefühl".

Symbole scheinen eine zentrale Rolle zu spielen.
Coach: Wenn meine Klienten ein Symbol finden oder besorgen, kann das hilfreich sein. Wenn etwa eine bedrohliche Druck-Situation wiederkommt, können sie sich erinnern: „Oh, da war doch was. Wie schaffe ich es, auch in einer schwierigen Situation diesen Prozess wieder in Gang zu setzen?" Ein Symbol kann helfen. Es kann als Alarmglocke hilfreich sein.

Der Druck bei Madita verschwindet nicht von jetzt auf gleich.
Coach: Man kann nicht verlangen, dass die endgültige Lösung schon da ist. Das wäre zudem erniedrigend für sie, weil Madita ihre Probleme viele Jahre mit sich herumgetragen hat. Doch ein neuer Prozess hat begonnen. Es ist wichtig, diesen Prozess anzuerkennen.

Madita verbindet Angst mit „Nicht-bei-mir-Sein und Bei-mir-Sein".
Coach: Jeder Mensch hat ein autonomes inneres System: Du gibst einen Impuls, aber dieses System reagiert auf seine Weise. Madita geht deshalb auf ihre Art weiter: Sie versucht eine Verbindung mit ihren Erfahrungen beim Yoga zu finden; das stärkt sie und bringt sie zu der Aussage: „Ich finde, ich kann mich finden."

Dann spricht zum ersten Mal ihr Magen mit ihr.
Coach: Sie verbindet „Bei-mir-Sein" mit Lebendigkeit und innerer Ruhe.

Wie verfestigen Sie diesen Prozess?
Coach: Neue Erfahrungen erzeugen neue Vernetzungen im Gehirn. Die sind zuerst noch ganz frisch. Indem ich Aussagen von Madita wiederhole, verstärke ich diese neuen Synapsen.

Was wünschen sich die Menschen, die zu Ihnen in die Beratung kommen, am meisten?
Coach: Die meisten kommen mit dem Gedanken: „Helfen Sie mir, das Problem wegzubekommen!" Oft antworte ich: „Schauen Sie mal, da bin ich in einer Zwickmühle. Ich würde das ja gerne für Sie tun, aber ich weiß, dass es nicht möglich ist. Entweder definieren wir ein anderes Ziel – oder ich muss passen."

Was können Sie denn anbieten?
Coach: Zusammen mit meinem Besucher Anteile, Elemente zu finden, die helfen, zu einer Kommunikation mit diesen „Problemzonen" zu kommen.

Zum Schluss sagt Madita: „Ich bin bei mir. Und ich bin nicht alleine."
Coach: Das ist eine wichtige Auswirkung ihres Prozesses. Am Anfang hatte das Problem sie im Griff. Vergessen wir nicht, dass sie an Krebs erkrankt ist. Nun ist sie „nicht mehr alleine". Sie kann einen Prozess in Gang setzen und andere Seiten in sich aktivieren.

„Mein Mann ist depressiv."
Nachgefragt beim Coach

Coach: Einmal kam eine Frau zu mir. Ihr Mann gilt seit Jahren als depressiv. Sie konnte nicht mehr; sie hatte wirklich große Probleme. Wir haben Ausschau gehalten, ob es daneben noch andere Seiten bei ihr gibt. Sie hat eine andere Seite gefunden. Die Frage war: „Was kann die neue Seite für die defizitäre Seite tun?" Nach dem zweiten Gespräch meinte sie: „Das war wunderbar, vielen Dank. Ich bin so mit dieser meiner zweiten Seite beschäftigt, dass ich mich wieder melde, wenn ich Sie brauche." Sie hat sich bis heute nicht wieder gemeldet.

Was war diese andere Seite?
Coach: Ich habe ihr angeboten, zu schauen, was sie trotz der Depression ihres Mannes noch an Kontakten hat und wahrnimmt. Die konnte sie nicht mehr sehen: Sie war „problem-hypnotisiert". Sie war geradezu darauf fokussiert zu sagen: „Mein Mann macht mich fertig. Seine Krankheit. Ich komme zu nichts anderem mehr." Doch dann hat sie gesehen, dass es Fähigkeiten in ihr gibt, die es ihr auch in so einer Situation erlauben, etwas für sich zu tun.
In einem ersten Schritt war es nicht wichtig, mehr zu machen als bisher. Wichtig war die Erkenntnis, dass jenseits der Probleme mit der Depression ihres Mannes noch Ressourcen da sind. Es gibt die Problemseite und die Fähigkeitsseite. Sie hat beiden Seiten einen Namen gegeben.

Und dann?
Coach: Als sie gemerkt hat, dass diese defizitäre Seite nichts kann, hat sie gesagt: „Du andere Seite, was kannst du der defizitären Seite erzählen?" Beim zweiten Gespräch erzählte sie mir: „Ich bin mit dieser zweiten Seite beschäftigt. Ich bin da in der Mitte und schaue auf die eine und auf die andere Seite. Zuerst hat mich die defizitäre Seite kaputtgemacht. Zwar ist sie immer noch da, aber ich merke, dass da auch noch eine andere Seite ist: Beide Seiten können miteinander kommunizieren." Sie fand diesen Dialog zwischen den beiden Seiten spannend.

Wie sehen Sie Ihre Aufgabe als Coach?
Coach: Meine Aufgabe ist es wie gesagt, etwas anzubieten. Der Klient entscheidet, was für ihn wichtig ist. In dieser Haltung kommst du weg von der Rolle des Experten, der die Lösung für die Leute hat. Die Menschen haben die Lösung. Du begleitest sie dabei, diese Lösung zu finden.

Wer mit Problemen kommt, möchte diese Probleme loswerden.
Coach: Nicht mit mir. Denn die Problem-Seite zeigt bestimmte Bedürfnisse, die du hast. Würdest du diese Problem-Seite „wegschmeißen“ – was ohnehin unmöglich ist –, könntest du die Bedürfnisse dahinter nicht entdecken.

Es ist also gut, Probleme zu haben?
Coach: Es ist wichtig, Probleme anzuerkennen und zu würdigen. Wenn du ihnen mit Respekt begegnest, bekommen sie eine andere Bedeutung.

Würdigen?
Coach: Das hilft beim nächsten Schritt, bei der Suche nach Lösungsmöglichkeiten, die eine Antwort sind auf die Bedürfnisse der Problem-Seite. Es gilt, Ressourcen zu entdecken, die ich in mir habe, „eine andere Seite“. Dadurch wird eine Zusammenarbeit von beiden Seiten möglich. Und darin liegt die Lösung.

Wenn ich süchtig bin, ist mein erster Gedanke: „Die Sucht muss weg!“
Coach: Nein. Die Problem-Seite zeigt Ihnen etwas. Nur, bisher konnten Sie das noch nicht sehen. Nun beginnt meine Aufgabe. Stellen Sie sich ein gutes Restaurant vor. Ich komme als Kellner und sage: „Schauen Sie mal, ich kann Ihnen etwas anbieten. Was passt zu Ihnen?“

Welche Bedeutung haben dabei Bilder wie das einer Höhle?
Coach: Zuerst einmal ist es ein wichtiges Bild für eine bestimmte Klientin. *Sie* legt die Bedeutung fest, die dieses Bild für sie hat. Ich gebe ihr die Möglichkeit, dass sie sich weiterentwickeln kann. Für mich ist es wichtig, dass sie in Kontakt zu dieser Höhle kommen kann.

Wieso?
Coach: Wenn die Höhle in ihrem Bauch bleibt, kann sie die Höhle nicht richtig sehen. Es ist interessant zu beobachten, wie sich das Bild der Höhle verändert. Zuerst war die Höhle sehr negativ besetzt. Die Klientin dachte: „Es ist in mir, aber ich möchte das nicht haben." Auch als die Höhle auf dem Sofa war, hatte sie zuerst Schwierigkeiten, sie wahrzunehmen und anzuerkennen. Doch dann entwickelte sich etwas: Was zuerst dunkel war, bekam Farbe.

Kleine Männlein sprangen heraus.
Coach: Sie nimmt das so wahr. Sie selbst ist sehr überrascht über die Männlein, die überall auftauchen. Ich muss nichts beurteilen. Ich muss diese Lösungen für meine Klienten nicht *in mir* haben. Meine Aufgabe ist es, eine Speisekarte zu haben mit appetitlichen Sachen. Was die Leute auswählen, welche Bilder sie für sich finden und mitnehmen, das ist ihre Entscheidung.

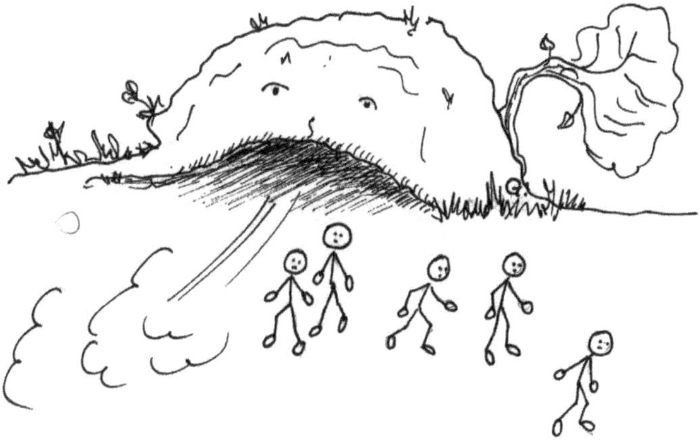

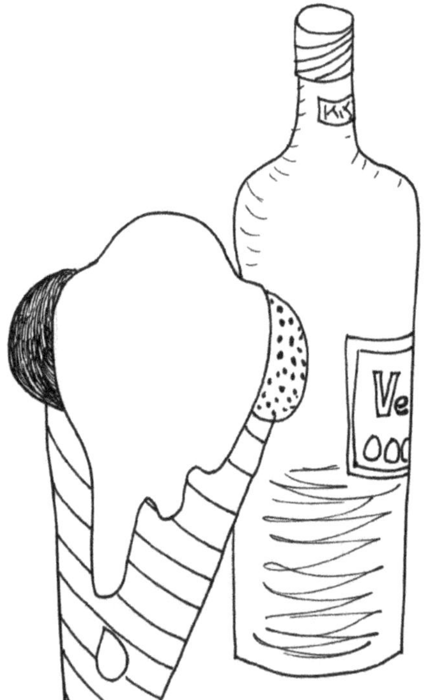

ALKOHOL. KOKAIN. KARNEVAL.
Der Fall Toni

Es ist eine typische Drogenkarriere: Beschaffungskriminalität, viele Jahre auf der Straße, mehrere Therapieversuche. Toni (43) sucht einen Ausweg. Er schildert das im Rückblick so:

Abhängigkeit macht krank. Diese Krankheit selber zu erkennen, dagegen anzugehen, hat etwas gedauert. Irgendwann habe ich mich dafür geöffnet, Hilfe anzunehmen. Denn das, habe ich gemerkt, ist dafür notwendig. Man muss auch offen sein. Als ich es zum ersten Mal für wahr gehalten habe, dass ich überhaupt süchtig bin, war es meine Mutter, die mich getrieben hat, verschiedene Ärzte aufzusuchen.

Ich habe mit Drogensucht zu tun gehabt. Eine ganze Zeit lang war ich süchtig. Inzwischen habe ich eingesehen, dass die Sucht mich begleitet.

Nach der ersten Therapie, die sechs Monate dauerte, dachte ich: „Ich bin geheilt." Da wurde ich eines Besseren belehrt. Es gab einen Rückfall. Ich habe mir die Frage gestellt: „Wieso kommt das immer wieder zustande? Wieso werde ich immer wieder rückfällig?" Das war ein gutes Thema, das ich mit zum Coaching gebracht habe. Interessant, der Coach hat mich dabei auf eine Idee gebracht, dass der „Rückfall" an sich nicht existiert. Er sei eine wichtige Information und zeige, dass bestimmte Bedürfnisse noch nicht erfüllt seien.

Im Laufe des Lebens und in unterschiedlichen Situationen können meine Bedürfnisse und Erwartungen an Suchtmittel total anders werden. Bei den Gesprächen habe ich meine Schlüsse daraus gezogen. Bin meinen Weg gegangen. Habe mir meine Ziele vor Augen gehalten. In dieser Hinsicht habe ich einiges erreicht. Ich habe einen Führerschein gemacht. Ich habe nun

eine feste Arbeit. Das sind die Sachen, auf die ich stolz bin. Die habe ich mir selber erarbeitet.
Mir hilft, mich an gewisse Personen zu wenden. Mir hilft der Gedanke: Es ist gut, mir Hilfe zu holen. Wichtig war für mich, mir selber einzugestehen, dass es nicht leicht ist, Hilfe zu holen. Nicht leicht für mich. Mein Coach war einer, den ich für mich in Anspruch genommen habe, weil ich gemerkt habe, dass der mir weiterhelfen könnte.
Es gibt viele Sachen, die ich nicht wahrhaben wollte, wo ich mir aber eingestehen muss, dass sie wichtig sind. Zum Beispiel die Clean-Gruppe, die ich weiterhin besuche. Da sind Vorbilder für mich. Personen, die schon lange clean sind. Teilweise schon 15 Jahre! Und auch wenn es nur vier oder fünf Jahre sind, ist das eine stolze Leistung.
Persönlich habe ich eine größere Problematik. Das sind die Drogen. Das ist der Alkohol. Ich hab' da eine große Palette. Spielsucht war auch mit dabei. Das hat sich schrittweise irgendwie immer wiederholt. Ich bin aus diesem Teufelskreis erst herausgekommen, als ich merkte: Es gibt wirklich Dinge, an denen ich mich orientieren kann. Mir Hilfe holen. Das sind die Schritte, die ich gehen muss. Dann kommt man aus dem Sumpf irgendwann einmal heraus.

Hier etwas vom ersten Gespräch mit meinem Coach …

* * *

Toni im Gespräch mit dem Coach (I)

Coach: Seit wann leben Sie in einer Einrichtung für betreutes Wohnen?
Toni: Seit dem letzten Sonntag. Zuvor war ich in einer Nachsorge für Drogenabhängige. Da bin ich rausgeflogen, weil ich ein Eis mit Eierlikör gegessen hatte. Das hatte ich nicht offengemacht, nicht erzählt. Für eine kurze Zeit war ich in einem Übergangshaus, wo ich nebenbei illegale Drogen konsumiert habe. Ich fühlte mich wohl überfordert. Ich wollte den Führerschein machen, eine Wohnung suchen. Alles auf einmal.

Mit der Einrichtung jetzt hatte ich schon lange Kontakte, weil ich an einer wöchentlichen Selbsthilfe-Clean-Gruppe teilnehme. Seit ungefähr einem Jahr. Heute bin ich hier, weil in den nächsten Tagen Karneval im Rheinland ist.

Was ist anders im Vergleich zu der Zeit, als Sie nach der Nachsorge wieder etwas konsumiert hatten?
Toni: Anders ist, dass ich damals „noch eine Runde gedreht" habe: Ich bin den Weg der Obdachlosigkeit gegangen. Dabei wurde mir klar, dass es so nicht gut funktioniert.

Obdachlosigkeit – kennen Sie die von früher?
Toni: Ich habe eine Zeit lang auf der Straße gelebt. Zuvor hatte ich meinen Eltern den Rücken gedreht, weil ich mit ihnen nichts mehr zu tun haben wollte.

Sie hatten die Möglichkeit, in der Nachsorge über das Eis mit Eierlikör zu sprechen. Das haben Sie nicht gemacht. Was hat Ihnen gefehlt, um darüber zu reden?
Toni: Mehrere Faktoren. Es ist auch mit Stress verbunden gewesen. Ich war in einem Zimmer mit jemandem zusammen, mit dem es nicht richtig harmonierte.
Ein Beispiel: Ich hatte in der stationären Therapie mit dem Rauchen aufgehört. Durch diesen Stress in der Nachsorge bedingt habe ich wieder angefangen. Das war der erste Schritt zurück. Danach kam das Eis mit Eierlikör. Ich dachte wohl, bei so einem Stress kann ich mir das gönnen.

Sind Sie einverstanden, dass wir langsam vorgehen? War in der Einrichtung für Sie keine Bezugsperson unter den Mitarbeitern, unter den Therapeuten?
Toni: In der Einrichtung eher nein.

Das hat gefehlt.
Toni: Ja, eine Bezugsperson, mit der ich hätte reden können, das hat mir gefehlt.

Sie haben sich nicht richtig betreut gefühlt?

Toni: In der Einrichtung nicht so wirklich. Anders ist es in der Selbsthilfe-Clean-Gruppe. Ich weiß nicht, ob ich das ohne die Unterstützung von dieser Gruppe geschafft hätte. Da ist eine familiäre Atmosphäre, in der ich auch über solche Sachen reden kann.

Als Sie das Eis mit Eierlikör konsumiert haben, waren Sie schon in der Clean-Gruppe?
Toni: Ja.

Konnten Sie in der Gruppe darüber reden?
Toni: In der Zeit, als ich das konsumiert habe, habe ich für eine kurze Zeit nicht an der Clean-Gruppe teilgenommen. Ich habe mich distanziert. Eigentlich habe ich mich auch von mir selber distanziert gefühlt.

Dann sind Sie ein paar Schritte zurückgegangen.
Toni: Das hat mich richtig zurückgeworfen.

Ist das eine ähnliche Erfahrung, wie sie Sie damals mit Ihrer Familie gemacht haben, als Sie sich distanzierten?
Toni: Damals spürte ich in meiner Familie keinerlei Liebe, keine Geborgenheit. Das hat mir gefehlt. Über Jahre habe ich mich immer mehr von meinen Eltern distanziert. Mein Vater war Alkoholiker und aggressiv. Er schlug auch meine Mutter. Das kann eine Ursache sein. Auch wenn ich heute 43 Jahre alt bin und diese Erfahrung in der Familie schon so lange her ist, ist das eine Erfahrung, die mich über die Jahre begleitet.

Können wir sagen, es wiederholt sich eine Art Muster: „Wenn es mir nicht gut geht, wenn ich etwas nicht bekomme, gehe ich weg …"?
Toni: … und die Drogen haben so einen Prozess verstärkt. Das wird mir gerade bewusst. Obwohl ich das nicht wollte, habe ich das Muster meines Vaters übernommen: Alkohol und Aggression. Bei meinem Konsum oder danach spürte ich immer wieder Aggressivität. Ich bin aggressiv geworden. Meine Schlägereien hatten ausnahmslos mit Alkohol zu tun.

Sie spüren den Unterschied: Wenn Sie nichts konsumieren, haben Sie weniger Aggressionen?
Toni: Da ist noch eine Sache. Ich konfrontiere mich nicht mit Ängsten. Ich gehe weg.

Sind Sie einverstanden, wenn wir anfangen zu denken, nicht Sie als Ganzes suchen die Flucht, sondern eine Seite von Ihnen? Wenn Ängste kommen, wenn Sie sich unwohl fühlen, gibt es eine Seite von Ihnen, die weggehen möchte. Wir kennen jedoch mindestens noch eine andere Seite – natürlich gibt es viele andere –, eine Seite, die auch die Frage stellt: „Wo landest du, wenn du das so machst?" Das war etwa nach dem Konsum des Eises mit Eierlikör so. Da meldete sich eine andere Seite und fragte: „Wo landest du jetzt?"
Toni: Inzwischen weiß ich, wie ich dem vorbeugen kann. Wenn so etwas passiert, ist es für mich wichtig, darüber zu reden. Das hätte ich früher nie getan ... Wenn es mir zu viel wird, sagen mir diese Leute: „Sprich darüber!"

Ich komme zurück zu diesen Bildern. Ich denke, diese Bilder geben uns eine Möglichkeit, zu handeln. Wenn wir sagen, dass es eine Seite von Ihnen ist, die diese Schwierigkeit hat, die flüchten will, dann können wir versuchen, in Kontakt mit dieser Seite zu kommen. Wenn diese bedürftige Seite die Flucht sucht, wenn sie Angst bekommt, wenn sie sich unwohl fühlt, kommt eine andere Seite von Ihnen, die sagt: „Okay, du bedürftige Seite, ich lasse dich in Kontakt mit Leuten kommen, bei denen du dich wohlfühlst." – Merken Sie was?
Toni: Ich kann etwas selber tun.

Sind Sie einverstanden, wenn wir diese Bilder von diesen Seiten nehmen? Ich denke, wenn wir nur über Sie als Ganzes reden, haben wir weniger Spielraum zum Handeln. Mit dem Bild von den zwei Seiten kann die liebevolle Seite von Ihnen versuchen, der bedürftigen Seite etwas anzubieten. Das erste Angebot nach der Erkenntnis, dass die Seite angenehme Gesprächspartner braucht, ist eine positive Rückmeldung: „Es tut dir gut, neue positive Kontakte zu suchen." Die bedürftige Seite fühlt sich verstanden und merkt: „Es gibt auch andere Möglichkeiten als Flucht." Sie haben bereits angefangen, so zu handeln. Dieser Seite geht es schon besser, und sie ist dankbar.
Toni: Kommen wir zurück zum Ziel meines Besuchs heute hier. Es kommt die Karnevalszeit, und ich muss eine Entscheidung treffen. Ich habe eine Einladung von einer Frau, die ich sehr nett finde. Die feiert mit einer kleinen Gruppe Karneval. Da ist Alkohol im Spiel.

Eine Seite von mir denkt: „Wenn ich nicht dahin gehe, entgeht mir etwas, weil ich neugierig bin, sie kennenzulernen." Eine andere Seite sagt mir: „Wenn ich dahin fahre, besteht die Gefahr, dass ich wegen Alkohol wieder abrutsche und wieder auf der Straße lande." Oder ich könnte, ohne lange zu überlegen, meine Koffer packen und zu der Frau und ihrem Kind ziehen.

Das heißt, es ist schon vorprogrammiert: Wenn die Frau interessant und Alkohol im Spiel ist, dann machen Sie mit? Ich sehe in dieser Seite auch eine „Alarm"-Funktion; denn sie signalisiert, dass Sie sich Sorgen machen. Was kann diese Seite der bedürftigen Seite vermitteln, damit es zu einer Verbesserung kommt?
Toni: Klarheit. Ja, Abstimmung.

Was könnte „die andere Seite von Ihnen" der bedürftigen Seite an Klarheit anbieten?
Toni: Ich merke, dass ich im Augenblick damit beschäftigt bin, die Sache mit mir selber auszumachen. Ich habe mit der Frau noch nicht gesprochen.

Bleiben wir bei Ihnen.
Toni: Um diese Sache zu klären, muss ich mit der Frau sprechen.

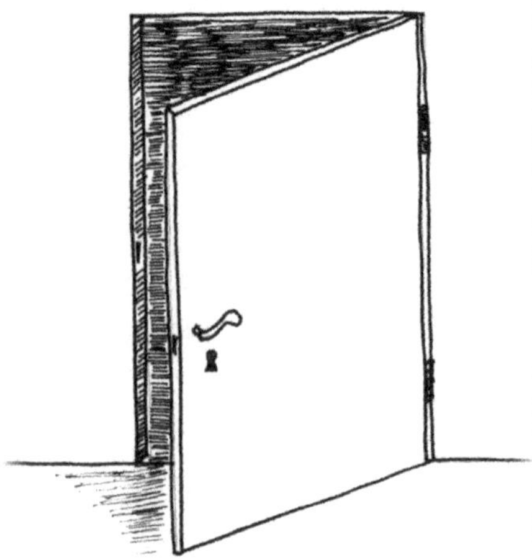

Ich denke, Sie haben gesagt, dass Sie zuerst Klarheit für sich brauchen. Die Frau ist natürlich wichtig, aber sie kommt in einem zweiten Schritt.
Toni: Ich sollte mich „abtasten" und sehen, wie weit ich kommen kann: hingehen und ausprobieren!

Sehen Sie dieses „Abtasten" als ersten Schritt in Richtung Klarheit?
Toni: Im Prinzip nicht, weil ich dadurch eine Tür offenlasse. Es wäre besser, die Tür zuzumachen.

Was heißt in dem Fall, „die Tür zuzumachen"?
Toni: In erster Linie, dass ich die Tür nicht aufmache, dass ich gar nicht in Versuchung komme. Ich kann nicht Nein sagen, wenn mir etwas angeboten wird. So bin ich schnell in der Misere. Erst später merke ich, das ist gar nicht das, was ich haben will. Doch dann ist es schon zu spät, ich finde mich schon mittendrin. Das passiert mir andauernd.

Was braucht die bedürftige Seite im Augenblick, damit so ein Prozess nicht in Gang kommt? Sie sagen „Klarheit". Nehmen wir an, die liebevolle Seite kommt ins Spiel und sagt: „Ich könnte dir ein paar Gedanken vermitteln, durch die du spüren kannst: Es geht mir gut, damit kann ich gut leben."
Toni: Die liebevolle Seite würde sagen: „Bleib da, wo du bist. Geh überhaupt nicht dahin."

So einfach ist es nicht, weil danach das Gefühl bleibt: „Ich habe etwas verpasst!"
Toni: Genau das.

Sie haben zuvor etwas Interessantes gesagt, das ich jetzt mithilfe dieser Bilder ausdrücke. Die bedürftige Seite denkt: Um eine Lösung zu finden, sollte ich mich wohlfühlen; es sollten Bezugspersonen dabei sein. Könnten Sie sich an Karneval unter den „Schutz" von jemand anderem begeben? Ist eine vertraute Person dabei?
Toni: Für diese Seite könnte es so ein Schutz sein, dass jemand dabei ist, der meinen Konflikt kennt.

Sie bringen mich auf diese Idee, weil Sie davor erzählt haben, dass es mehrere Leute gibt, mit denen Sie sich wohlfühlen. Und wir wissen: Wenn ich mich wohlfühle, muss ich nicht flüchten. Diese Leute kennen Sie schon; sie sind schon da.
Toni: Ich könnte mit jemandem von der Clean-Gruppe hingehen. Aber ich denke, ich sollte mir das noch mal überlegen. Wie Sie sagen, eine Seite möchte schnell dahin, um nichts zu verpassen, aber eine andere Seite sieht auch die Konsequenzen.

Wie fühlt sich die bedürftige Seite?

Toni: Sie macht sich sicher Gedanken, aber sie ist beruhigt.

Geht es in Richtung Klarheit, die Sie gesucht haben?
Toni: Ich denke schon. Auch in Bezug auf Karneval bekomme ich immer mehr Struktur. Ich möchte das Thema in der Gruppe besprechen. Ich spüre Ruhe und bin im Augenblick mit alternativen Gedanken beschäftigt, was ich in diesen Karnevalstagen machen könnte. Etwa in die Sauna gehen oder andere in der Gruppe fragen, ob sie mit mir etwas anderes unternehmen möchten.

Wie geht es dieser Seite, die gewohnt ist „wegzugehen"?
Toni: Sie freut sich, dass sie von einer anderen Seite Unterstützung bekommt.

* * *

Toni erzählt im Rückblick auf diese Zeit:

Nüchtern durch das Leben gehen. Das war für mich eine ganze Zeit lang gar nicht real. Ich war in meiner eigenen Welt. Wenn man das vergleicht, waren das zwei Welten: *meine* Welt und *die* Welt. Wenn du drogensüchtig bist, triffst du wenig normale Leute, die damit gar nichts zu tun haben. Gegenseitig ist da wenig Verständnis. In der Familie bekommt man das am allerehesten mit, dass man selber süchtig ist. Dann trittst du mit Händen und Füßen. Man merkt, dass einem irgendwie was fehlt. Dabei ist Zusammenfinden in der Familie auf jeden Fall wichtig.
Wenn man abhängig ist, wenn bei Alkohol Aggressionen hochkommen, ist man nicht man selbst. Um da herauszukommen, muss man erst einmal ein Gefühl dafür entwickeln.
Für mich heißt „Gefühl entwickeln", dass man sich erst einmal selber kennenlernen sollte. Ansonsten hat man keine Möglichkeiten, da herauszukommen. Ich war früher irgendwie mittendrin und habe mich nie richtig damit auseinandergesetzt. Ich habe mir allerhand Zeug reingepfiffen, obwohl ich nicht wusste, was das mit mir macht. Mit den Ursachen habe ich mich nie

auseinandergesetzt. Ich habe das einfach so laufen lassen. Irgendwann dämmerte es mir. Ich merkte, ich werde zum Wrack. Ich vernichte und zerstöre alles.
Es ist ein verdammt harter Weg, sich das überhaupt einzugestehen. 1995 habe ich meine erste Therapie gemacht. Damals wollte ich das mit der Sucht gar nicht wahrhaben. Die Therapie habe ich abgebrochen, weil ich mit den ganzen Regeln und Konflikten gar nicht zurechtgekommen bin. Ich sträubte mich, gegen die Sucht anzugehen. Nach ein paar Jahren „weiter so" war mir klar: Die Problematik ist zu groß.
Um da herauszukommen, muss man intensiv dabei sein, um sich den Weg aus der Misere zu bahnen. Vor drei Jahren war es mir unmöglich, irgendwelche Perspektiven zu sehen, geschweige denn in Angriff zu nehmen. 17 Jahre habe ich versucht, meinen Führerschein wiederzubekommen. Immer wieder neue Ansätze. Sobald ich jedoch Geld in die Finger bekam, war es „für meinen Konsum" weg.
In dieser Hinsicht war ich inzwischen ziemlich erfolgreich: Heute habe ich meinen Führerschein wieder und einen festen Job.
Jahrelang war ich bei einer Zeitarbeitsfirma. Da habe ich gut verdient. Dennoch war da auch eine gewisse Unzufriedenheit: Dieser Kreislauf, viel Geld verdienen, das Geld verpulvern, einfach von heute auf morgen leben … – da zieht auf einmal dein ganzes Leben an dir vorbei.

Zurück zu einem anderen früheren Gespräch mit meinem Coach.

***

Toni im Gespräch mit dem Coach (II)

Toni: An Karneval konnte ich umsetzen, was wir besprochen haben. Ich war unentschlossen und noch in diesem „Hin und Her", ob ich dahin fahre oder nicht. Und das deswegen, weil es mir wichtig ist, immer bei mir zu schauen: Wie geht's dir dabei, wenn du in eine Richtung eine Entscheidung triffst? Ich habe

mich in die Situation hineinversetzt: Was passiert, wenn ich dahin fahre? Und mir schon in Gedanken vorgestellt, wie es ablaufen sollte.
Im Gespräch mit mir selber habe ich herausgefunden, dass das nicht meinem Bedürfnis entspricht, wie es da laufen sollte. Daher habe ich die Entscheidung getroffen, nicht hinzufahren. Ich war eingeladen, dort zu übernachten. Es war mir zu gefährlich. Deswegen habe ich ganz klar geantwortet, dass ich gefährdet bin.

Coach: Haben Sie das klar ausgedrückt?
Toni: Das wollte ich. Ich habe gesagt, dass ich keinen Alkohol trinke.

Wie haben Sie das geschafft? Mit dem Gedanken: Wenn Sie etwas Positives für sich finden, können Sie diese Erfahrungen in einer anderen Situation anwenden? Sie haben mir erzählt, dass Sie ein inneres Gespräch geführt haben.
Toni: Es ist ein Konflikt zwischen der bedürftigen und der liebevollen Seite in mir.

Jede Seite hat für sich genommen recht. Eine Seite sagt: So eine Frau ist sehr interessant, und wenn ich nicht hingehe, verpasse ich etwas; die andere Seite denkt, dass eine Gefahr dabei ist, dass alles wieder schiefgeht. Da ist ein Konflikt. Denken Sie, dass die bedürftige Seite bestimmte Bedürfnisse hat? Braucht sie etwas?
Toni: Vielleicht Kraft, Energie, Ausdauer.

Könnte die liebevolle Seite etwas in dieser Richtung, das heißt Kraft, Energie, anbieten?
Toni: Sie bietet Freiraum an.

Freiraum? Was meinen Sie damit?
Toni: Dass ich Zeit für meine Entwicklung finde.

Die bedürftige Seite hat Jahr für Jahr nach dem Motto gelebt: Wenn es mir nicht gut geht, wenn ich mich nicht wohlfühle, gehe ich weg! – Wie reagiert sie, wenn sie jetzt Aufmerksamkeit von der liebevollen

Seite und eine Einladung zu Kraft und Energie bekommt? Ist sie überrascht?
Toni: Sicher, weil der Ablauf früher immer der gleiche war. Und dieses Mal treffe ich eine Entscheidung, weil ich nicht immer denselben Fehler machen möchte.

Kann es sein, dass die bedürftige Seite sagt: „Oh, das kenne ich nicht; alles, was ich bis jetzt erlebt habe, ist Flucht, Konsum. Aber jetzt kommen die Kraft und Energie, die ich mir immer gewünscht habe"?
Letztes Mal haben Sie die Ursache Ihrer Schwierigkeiten in der Familie klar gesehen, etwa in der Beziehung mit Ihrem Vater.
Ich bin nun in einer Zwickmühle. Denn wenn Sie denken, dass die Ursache dort ist und die Lösung nur kommt, wenn diese Ursache sich verändert, kann ich Ihnen nicht helfen. Wir können nichts in der Vergangenheit verändern.
Toni: Die Veränderung müssen wir in der Zukunft einsetzen.

Deswegen meine Zwickmühle. Eigentlich denke ich nämlich schon, dass ich Ihnen etwas anbieten kann, um die Gegenwart anders zu gestalten. Und zwar so, dass Sie anders mit der Vergangenheit in Beziehung treten können!
Toni: … der Kontakt mit mir selber.

Wir können in der Gegenwart alle Kräfte einsetzen – mit dem Gedanken, dass Sie irgendwann anders mit der Vergangenheit in Kontakt kommen können, auch wenn die Vergangenheit sehr schlimm war.
Toni: Das kann ich gut nachvollziehen. Es war damals eine andere Zeit. Ich war auf Drogen. Nun bin ich clean. Ich habe eine andere Auffassung. Nun kann ich „spüren"; früher konnte ich das noch nicht. Ich habe eine andere Auffassung von der ganzen Sache. Ich kann mir „Bausteine" beschaffen, wie ich das verändern kann …

Ein Thema der bedürftigen Seite ist die Überforderung. Nun ist die liebevolle Seite da, die sagt: „Langsam, langsam. Das ist vielleicht zu früh, auch wenn du dich begeistert fühlst."
Toni: Diese Kombination aus Euphorie und Überforderung ist ein Problem. Ich male mir alles so schön aus – und dann kommt

es ganz anders. Wie neulich: Ich hatte eine Woche eine Arbeitserprobung in einem Fahrradgeschäft gemacht. Dabei bemerkte ich, dass das als Einstieg zu viel war: zu viel Verantwortung. Und eine zu lange Arbeitszeit für einen Wiedereinstieg in dieses Arbeitsfeld. Ich habe in der Zeit nicht mehr reflektiert, nichts mehr mit mir selber gemacht. Auch körperlich nicht: Ich bin nicht mehr laufen gegangen und war zu müde für Gespräche, selbst in der Selbsthilfegruppe.
Letzten Sonntag ging's mir nicht so gut. Da dachte ich: Bevor ich mich hier wieder überfordere, mache ich langsame Schritte!

Können wir es so ausdrücken: Eine Seite von Ihnen war traurig und fand es schade; eine andere Seite hat vernünftig gedacht und gesagt: Es ist besser, dass du dich nicht überforderst und langsam gehst!?
Toni: Genau so! Nun bin ich ganz ruhig und werde sicher in der nächsten Zeit eine andere, passendere Arbeit finden. Da ich eine abgeschlossene Ausbildung habe, habe mich als Schlosser beworben.

Merken Sie, mit wie viel Ruhe Sie handeln können?
Toni: Ich werde irgendwie selbstständiger und habe einen besseren Überblick über die ganze Situation. Ich treffe Entscheidungen; das habe ich früher nie gemacht.

Sie merken, Sie sind in einem inneren Prozess gelandet.
Toni: Und die liebevolle Seite, die gibt mir auch den Halt. Wenn es mir zu viel wird, kommt sie und fragt: „Moment, wo willst du landen?" Das hat eine positive Auswirkung.

Apropos Auswirkung: Wie geht's Ihnen dabei? Spüren Sie körperlich eine Auswirkung?
Toni: Auch wenn ich mich überwinden musste, war ich gestern und heute wieder laufen. Das Joggen gibt meinem Körper viel Kraft.

Wie reagiert ihr Organismus jetzt, in diesem Augenblick, mit diesen neuen Vorsätzen?
Toni: Das beflügelt mich. Ich habe Lust, langsam für die nächs-

ten Tage zu planen. Dabei weiß ich, dass die Kehrseite schnell da sein kann und ich weniger Lust habe, etwas zu machen.

Alte Netzwerke können schnell wieder da sein. Das kann auf eine unbewusste Art passieren, ausgelöst durch einen Geruch oder eine Geste.
Toni: So etwas ist mir letztens passiert, als ich gejoggt bin. Mir kam jemand mit dem Fahrrad entgegen. Er hatte einen Joint dabei. Das habe ich wahrgenommen, aber ich konnte ohne große Probleme einfach vorbeigehen.

Sie merken wieder, es kommt eine Seite und sagt: „Oh, das kennst du. Wie wäre es damit?" Dann meldet sich die andere Seite, und Sie finden die Kraft, weiterzugehen.
Toni: Sie steuert etwas dagegen.

* * *

Im Rückblick erzählt Toni:

Durch die Gespräche beim Coach betrachte ich vieles aus einer anderen Perspektive. Ich kann mich selber im Spiegel sehen. Ich kann sagen: „Ich sehe das von einem anderen Standpunkt aus." Da steckt doch mehr in mir, als ich vorher gedacht hätte.
Ich kann mich da hineinversetzen und sehen, was momentan Stand der Dinge ist. Ich kann nun hinter Fassaden blicken, die ich vorher gar nicht gesehen habe. Das öffnet mir Wege.
Durch diese Erfolge habe ich jetzt auch einen ganz anderen Lebensstandard. Vorher war auf dem Konto nie Geld. Ich habe auf Pump gelebt. Bei der Zeitarbeitsfirma bin ich jede Woche hingegangen, um mir einen Abschlag zu holen. Am Ende des Monats fehlte trotzdem immer etwas. Das ist nun anders. Es ist Geld auf dem Konto. Ich bin dabei, mir eine Wohnung einzurichten; nächste Woche kann ich einziehen. Da wäre ich nie so reingekommen, wenn ich nicht am Ball geblieben wäre.
Ich bin außerdem zu der Erkenntnis gelangt, dass das, was ich mir aufgebaut habe, schnell wieder zunichtewerden kann. Mitt-

lerweile weiß ich jedoch, wie ich damit umzugehen habe und was auf dem Spiel steht.
Es könnte schnell passieren, dass alles, was ich neu aufgebaut habe, noch mal verloren geht, wenn ich es jetzt wieder mit Füßen trete. Das geht ganz schnell, von jetzt auf gleich. Ein blöder Fehler. Nicht drüber nachgedacht.
Früher war alles grau in grau. Wenig Sonnenschein gesehen. Wenig Freude erlebt. Mittlerweile ist das anders. Da geht schon öfter mal die Sonne auf. Es fängt an, Spaß zu machen.

* * *

Toni in einem früheren Gespräch mit dem Coach (III)

Toni: Es ist immer mehr Struktur in meinem Leben. Zuerst kommt die Arbeit. Die anderen Sachen wie Führerschein oder Wohnung möchte ich eine nach der anderen in Ruhe erledigen. Davor hatte ich mit der Schuldnerberatung meine Schulden geregelt.

Sie sprechen über Struktur. Struktur ist die Gegenseite von Überforderung.
Toni: Es geht mir sehr gut, weil ich feststelle, dass ich Nägel mit Köpfen mache. Ich mache keine halben Sache mehr. Auch mit der Frau habe ich ganz gebrochen. Weil es mir viel zu viel wurde. Ich habe Klartext geredet. Sie hat mir Bilder und süße Sprüche geschickt. Ich hatte den Eindruck, dass sie sich vielleicht schon in mich verliebt hatte. Aber ich kannte die Frau eigentlich gar nicht. Ich habe herausgefunden, dass sie einen Mann hat, mit dem sie in Trennung lebt. Da habe ich Klartext gesprochen. Sie hatte mich gefragt, ob ich ein Problem mit der Situation mit ihrem Mann hätte. Ich habe ihr geantwortet: „Warum sollte ich Probleme an mich ziehen, die nicht zu mir gehören?"

Sie haben häufiger gesagt, dass ein Problem bei Ihnen „andauernd" ist.
Toni: Und das möchte ich loswerden. Jede Medaille hat zwei Seiten: eine Seite „Es geht mir gut damit", und eine andere: „Ich fühle mich dabei nicht so gut."

Es ist für mich sehr interessant zu merken, wie ruhig und gelassen Sie darüber sprechen können. Das Thema der zwei Seiten, das wir hier bei den Gesprächen gehabt haben, ist Realität geworden. Das alte Muster, mit dem Sie immer zu schnell zu viele Sachen auf einmal erledigen wollten, was zu Überforderung mit entsprechender Flucht führte, bekommt Unterstützung von einer anderen Seite. Das geschieht neuerdings mit ruhigen Überlegungen. Merken Sie, wie gelassen Sie sind?
Toni: Ja, schon.

Ich möchte mich wie ein Spiegel vor Sie setzen, damit Sie das neue Bild betrachten können.
Toni: Ich denke, es kommt daher, dass ich Klarheit geschaffen habe. Die bedürftige Seite bekommt von der anderen Seite nicht nur Kraft und Energie, sondern auch Struktur. Ich frage mich: „Was kommt an erster Stelle?"
Wenn ich zu dieser Frau hingehe, habe ich dann noch Platz für mich? Habe ich noch Zeit für mich, kann ich noch an mir selber arbeiten?
Manchmal bin ich mit dem Fahrrad unterwegs, höre Musik und versuche alles auszublenden. Mein Kopf ist zu, und alles andere interessiert mich in dem Augenblick nicht. Plötzlich kommt der Moment, da muss ich vom Fahrrad absteigen, die Musik ausmachen und einen Moment stehen bleiben.
Dann gehe ich in mich hinein, um herauszufinden, ob ich mich mit Musik zudröhne, ob ich vielleicht etwas verdrängen will. In solchen Momenten wurde mir früher alles zu viel …
Bewusst handeln; schauen, ob es mir besser geht: Das sind Sachen, die ich von mir nicht so kannte.

Wenn Sie sagen: „Ich gehe in mich hinein und mache mir Gedanken", können Sie zum Schluss bei Ihrem Organismus überprüfen, wie es Ihnen geht. Was macht Ihre Atmung? Was passiert in Ihrem Bauch? Was für eine Haltung hat Ihr Körper? Wie stehen Sie da? Wie sitzen Sie da? Diese Rückmeldungen vom Organismus können Sie bei jeder Entscheidung als Hilfsmittel benutzen.
Wie finden Sie es, so zu leben?
Toni: Spannend.

Nun frage ich Sie etwas, was normalerweise am Anfang einer Beratung gefragt wird. Für mich ist wichtig, die Frage jetzt zu stellen, weil Sie inzwischen nicht nur mit Defiziten, sondern auch mit Ressourcen in sich beschäftigt sind:
Mit welchen Erwartungen kommen Sie hierher? Welche Ziele möchten Sie erreichen?
Toni: Meine erste Frage war anfangs: Wie kommt es, dass es bei mir immer wieder zum Rückfall kommt? Ich merke, dass ich inzwischen erste Antworten bekomme. Das Bild mit der Vernetzung hat mir in dieser Hinsicht sehr geholfen; dass ich neue Vernetzungen aufbauen kann, gibt mir neue Perspektiven. Und ich habe damit schon angefangen.

Welche Vernetzungen brauchen Sie? Welche können wir hier noch zusammen aufbauen?
Toni: Mehr Möglichkeiten finden, um alles noch zu erweitern. Eine neue Vernetzung sollte sich ausweiten, damit die alte in Vergessenheit gerät.

Können wir die Erwartungen an unsere Gespräche so ausdrücken, dass diese neuen Vernetzungen, die jung und frisch sind, kräftiger und stabiler werden sollen?
Toni: Alles stabilisieren; bodenständiger werden.

Was wäre konkret der nächste kleine Schritt in diese Richtung?
Toni: Die Arbeit. Ich möchte das so machen, dass ich nicht alles, was mich im Augenblick aufbaut, hinter mir lasse.

Wenn wir beim Bild der Vernetzungen bleiben, kann die Arbeit zu unterschiedlichen Netzwerken gehören. Bei den alten Netzwerken wäre es wichtig, Geld zu verdienen, ohne zu überlegen, ob es zu einer Überforderung mit bekannten Konsequenzen kommt. Bei den neuen Netzwerken gehört eine Struktur mit Überlegungen und Entscheidungen dazu, die Schritt für Schritt zu treffen sind.
Toni: Es fängt mit Klarheit an. Ich möchte dem Arbeitgeber von Anfang an klarmachen, dass ich in einer Einrichtung für betreutes Wohnung lebe.

Ein erster Schritt ist, zu überlegen, wie Sie mit dem Arbeitgeber sprechen könnten und dabei den Gedanken im Kopf haben: Es soll mir gut gehen!
Toni: Wichtig ist, dass ich bei jedem Schritt eine Absicherung bekomme …

Wie wirkt sich das auf Ihren Organismus aus?
Toni: Erst mal … ein bisschen angespannt. Allein deswegen, weil es sich zuerst auf mich auswirkt: Es ist viel Neues dazu gekommen, was auch Euphorie verursacht und mich neugierig macht, da mehr aufzuziehen.

* * *

Toni erzählt:

Ich merke, dass ich durch diese Achtsamkeit, die ich jetzt habe, mehr Puzzleteile zusammenbauen kann … Ich kann immer mehr daraus ziehen; es hält mich mit beiden Beinen auf dem Boden. Ja, das ist echt das Leben, das mich aufrecht hält. Und das gibt mir auch Stabilität.
Eine wichtige Auswirkung ist eine andere Beziehung mit meiner Familie. Das sehe ich besonders bei meiner Mutter, die mir viel Unterstützung gegeben hat. Sie ist sehr froh, wenn sie hört, dass es auf einmal den Kindern gut geht. Interessanterweise geht es meinen Eltern dann auch gut.
Die sind schon ziemlich alt. So, finde ich, kann man ruhigen Gewissens auch irgendwann Abschied nehmen, wenn dieser Moment gekommen ist. Diese Momente kommen irgendwann auf einen zu. Mittlerweile habe ich gelernt, mit diesem Gedanken umzugehen. Das sollte bei mir nun keinen heftigen Rückfall geben in dem Sinne, dass ich bei ihrem Tod in totaler Trauer versinke. So ist halt das Leben: Es gibt die positiven und die negativen Seiten. Man muss beide Seiten betrachten und ein gutes Maß finden. Man sollte auch nie vergessen, wo man herkommt. Der Clou ist halt, den Spieß umzudrehen: Aus dem Negativen, was man erlebt hat, kann man genauso gut auch positive Sachen drehen. Ich denke, wenn ich das nicht gemacht hätte, wäre es unter

Umständen bald zu spät gewesen. Das ist die Kunst bei der ganzen Sache: den Spieß umdrehen! Das alles lebenswert machen und dabei merken, dass es sich irgendwo lohnt.
Der Tag hat gut angefangen. Ich habe kein Nikotin gebraucht, um den Tag intensiv wahrzunehmen. Ein Brief von einem Amt und zu hören, dass ein Mitbewohner hinter meinem Rücken schlecht von mir spricht, das bringt mich aus dem Gleichgewicht. Eine Seite von mir möchte impulsiv reagieren – mit Fluchtgedanken. Eine andere Seite überlegt mit Gelassenheit, wie ich andere Wege finden kann.

* * *

Toni im Gespräch mit dem Coach (IV)

Coach: Kommen wir zurück zu dem Bild von den zwei Seiten. Wie können wir die bedürftige Seite nennen?
Toni: Hm …, es ist die impulsive Seite.

Wenn wir dieser impulsiven Seite eine Gestalt geben würden, welche wäre das?
Toni: Ein Bulle, der ausbricht. Ein Bulle, der ein rotes Tuch vor sich hat. Und die Aggression kommt hoch.

Was denken Sie, wo haben Sie diesen Bullen bei sich?
Toni: Im Kopf, richtig bei den Synapsen.

Wir können schauen, wie Sie anders mit dieser impulsive Seite, mit diesem Bullen in Kontakt kommen können. Wenn er im Kopf bleibt, kann er jederzeit plötzlich und impulsiv reagieren, bevor Sie ihn wahrgenommen haben. Was denken Sie: Könnten Sie besser in Kontakt mit ihm kommen, wenn Sie ihm einen Platz außerhalb Ihres Körpers anbieten könnten?
Toni: Er könnte da auf der Couch sitzen, mir gegenüber.

Wie sieht er aus?
Toni: Ich könnte mich in diesen Bullen hineinversetzen. Ich könnte er sein.

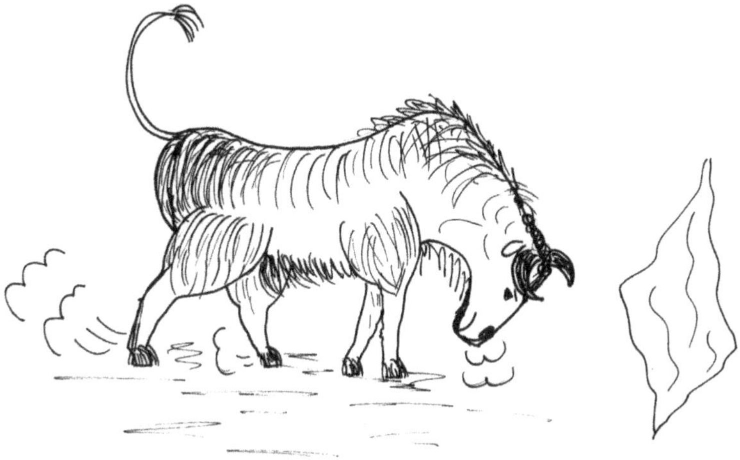

Er ist ein Teil von Ihnen.
Toni: Er ist attraktiv, hat ein gepflegtes Äußeres, ist ruhig, überlegt, philosophiert ein bisschen und explodiert, wenn unangenehme Situationen da sind.

Wie reagiert er, wenn er hört, wie Sie ihn beschreiben?
Toni: Er fühlt sich verstanden.

Denken Sie, dass er überrascht ist, dass jemand ihn verstehen kann?
Toni: Scheint so.

Ist er stolz oder tut es ihm leid, dass er plötzlich explodieren kann?
Toni: Stolz auf gar keinen Fall. Es tut ihm eher leid.

Könnten wir sagen, dass er ein armer Bulle ist, der nichts anderes kennt?
Toni: Er weiß nicht, wie er mit solchen Situationen umgehen kann.

Welche andere Seite von Ihnen könnte zu ihm hingehen und ihm etwas anbieten?
Toni: Dieser Teil sollte auf jeden Fall Ruhe, Gelassenheit und Verständnis mitbringen. Das sind alles Sachen, die er nicht hat und gut brauchen kann.

Welche Teile von Ihnen könnten diese Eigenschaften in sich haben?

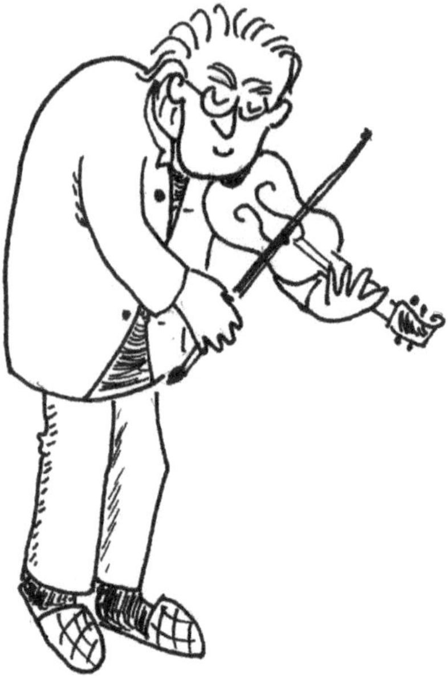

Toni: Ich sehe auf dem Bild an der Wand ein Saxophon. Es könnte ein Musikinstrument sein. Vielleicht eine Geige.
Jemand, der eine Geige spielt, oder eine Geige als Instrument?
Toni: Jemand, der anfängt zu spielen.

Wer könnte dieser jemand sein?
Toni: Ein alter Mann. Ein weiser alter Mann.

Besitzt dieser alte Mann innere Ruhe?
Toni: Er strahlt diese innere Ruhe aus.

Sehen Sie sich selber als Bild: Sind Sie der alte Mann? Oder ist das jemand anderes?
Toni: Das bin ich. Als alter Mann, der viele Erfahrungen gesammelt hat. Er besitzt eine große Weisheit. Als alter Mann nehme ich alles mit, was ich im Laufe der Zeit gesammelt habe.

Wo kann der weise Mann einen optimalen Platz finden, um besser in Kontakt mit dem Bullen zu kommen?
Toni: Er könnte rechts bei dem Bullen sitzen.

Was passiert, wenn er bei dem Bullen ist?
Toni: Er kann den linken Arm um den Bullen herumlegen, ihn in Schutz nehmen.

Das ist ein schönes Bild, voll Wärme und Geborgenheit. Können Sie sich vorstellen, in konkreten Situationen, in denen der Bulle ausbrechen könnte, das Bild umzusetzen und zu schauen, welche Auswirkung der Schutz vom weisen Mann haben kann?
Toni: Ich denke schon.

Toni erzählt:

Das Bild hilft mir. Traurigkeit und Wut sind Gefühle, die manchmal schwer zu leben sind.

Wenn ich wütend bin, lasse ich dieses Gefühl irgendwo auch raus. Ich versuche, diese Wut jemandem zu vermitteln. Kann sein, dass ich ein bisschen lauter werde. Aber dann denke ich, dass diese Person mit meiner Wut nichts zu tun hat. Das hilft mir, wieder ruhiger zu werden. Denn wenn ich meine Wut direkt demjenigen gegenüber zeigen würde, der sie ausgelöst hat, weiß man nie, wie das ausgeht. Das ist ja wie so eine Bombe, die explodiert.
Mittlerweile habe ich das im Griff. Ich kann mir sagen: „Moment mal. Wenn ich da jetzt eine Aktion starte, schade ich nur mir selber." Dann denke ich schon zwei-, dreimal nach, bevor ich irgendetwas in die Wege leite, was ich später bereue.

In traurigen Momenten versuche ich, mich ein Stück weit zurückzuziehen. Ich gehe öfter mal runter an den See bei mir in der Nähe. Ich bin gerne mit dem Fahrrad unterwegs. Dabei habe ich Zeit, darüber nachzudenken. Ich merke, dass ich diese Traurigkeit nicht vernachlässigen sollte. Ich setze mich auf eine Bank und denke darüber nach, wie der Stand der Dinge ist.

Es ist für mich ein Spiel zwischen Ruhe und Kraft. Mein Lieblingstier ist der Löwe. Der Löwe begleitet mich im Sternzeichen. Er ist typisch für meinen Lebensverlauf. Er steht für Ehrgeiz. Und dieser Löwe mit all seiner Kraft ist absolut entspannt. Sein Blick geht nach vorne.

„Ich bin in einer Zwickmühle“
Nachgefragt beim Coach

Frage: Was ist eigentlich das Problem bei Problemen?
Coach: Wenn du ein ernstes Problem erzählst, erlebst du das. Du *bist* das. Die Leute sind durch ihr Problem wie hypnotisiert. Dein Immunsystem reagiert entsprechend. Deine Hormone reagieren. In deinem Gehirn sind die Synapsen entsprechend aktiviert. Du sitzt da und bist tatsächlich richtig traumatisiert, weil der Arzt, deine Frau, der Arbeitgeber dich alle so traumatisiert haben. Du bist wie in Trance.

So etwas hinterlässt Spuren, auch beim Coach.
Coach: Wenn jemand kommt, der sagt, er sei schwer traumatisiert, kann das natürlich auch Spuren beim Therapeuten hinterlassen. Aber als „Coach“ weiß ich: Das ist nicht mein Ding; ich komme mit meinem Menü. – Mir hilft das, mich nicht auch noch selber hypnotisieren zu lassen.

Noch mal zurück zu den Menschen, die mit der Hoffnung kommen, dass Sie ihnen helfen, dass ihre Problem-Seite verschwindet. Was tun Sie da?
Coach: Es ist wichtig, das gleich am Anfang zu klären. Als Coach sage ich: „Ich bin in einer Zwickmühle. Gerne würde ich Ihnen das anbieten. Meine Erfahrung sagt jedoch, das ist nicht möglich. Was machen wir? Auch wenn wir die beste Zusammenarbeit aufbauen, wird dieses Problem nicht verschwinden. Das ist meine Erfahrung. Wollen Sie trotzdem mitarbeiten und entdecken, wie diese Problem-Seite eine neue Bedeutung für Sie gewinnt?“

Bei Hypnose liegt es nahe zu glauben, Sie könnten meine Probleme wegzaubern.
Coach: Ihre Probleme sind nicht weg. Keines der Probleme ist weg. Sie lernen einfach, mit Ihren Problemen anders umzugehen. Eine Möglichkeit ist etwa, dass Sie lernen, mit Ihren Problemen zu sprechen.

Was sagen Sie zu der Aussage: „Der Fachmann weiß, was für mich gut ist"?
Coach: Der *Klient* weiß, was gut für ihn gut ist. Ich kann als Coach den Blick des Klienten dahin führen, seine Fähigkeiten zu entdecken. Dabei können die Klienten eines verstehen: „In meinem Leben bin ich der Fachmann oder die Fachfrau für mich."
Bei einem Trauma wird das noch deutlicher, etwa nach einer Katastrophe in einem Zug. Viele Leute gehen zur Therapie. Alle? Nein. Sind alle, die zur Therapie gehen, Schwächlinge? Nein. Diese Menschen bauen eine andere Beziehung zu dem Vorfall auf.
Ich definiere die Symptome nicht als Krankheit. Es sind in meinen Augen zunächst einmal nur Defizite. Meine Aufgabe besteht darin, den Klienten dabei zu begleiten, eine Balance herzustellen zwischen beiden Seiten: den Defiziten und den Stärken. Nach der hypnosystemischen Therapie, nach der konstruktivistischen Therapie, ist es so, dass die Realität konstruiert wird. Das Thema ist nicht die Krankheit. Das Thema ist die Beziehung, die der Betroffene mit der Krankheit aufbaut.

Was für eine Beziehung entsteht da?
Coach: Ein Beispiel. Wie kann es sein, dass viele Menschen, die ein Trauma erleben, keine Therapie brauchen, andere Leute hingegen sehr wohl? Sind die einen Genies und die anderen Versager? Sicher nicht. Ein wichtiger Unterschied besteht darin, welche Beziehung sie zu den Symptomen aufbauen.
In dem bestehenden Gesundheitssystem wird der Blick oft einfach auf die Diagnose gelenkt, ohne dass der Frage nachgegangen wird: Welche Beziehung bauen die Betreffenden zu den Symptomen auf? Da wird häufig nicht unterschieden. Doch wenn ich jemanden bloß diagnostiziere, vielleicht sogar vorschnell eine Diagnose erstelle, beeinflusse, ja „hypnotisiere" ich ihn in eine ganz bestimmte Richtung. Und womöglich verstärke ich dadurch die Krankheit bzw. die Probleme. Das kann in unserem gegenwärtigen Gesundheitssystem leicht passieren.

Wie sähe eine Alternative aus?

Coach: Wenn sich jemand an mich wendet, kommt er fast immer mit einer Diagnose. Meine Aufgabe ist es, diese Diagnose anzusprechen und vor allem darauf zu schauen, dass er eine andere Beziehung zu seiner Krankheit bzw. seinen Problemen findet.

Wo genau liegt der Unterschied in der Arbeitsweise?
Coach: Der Fokus richtet sich zum Beispiel auch darauf, zu schauen, in welchen Momenten er diese Probleme *nicht* hat. Und wie macht er das? Was macht er, damit er in gewissen Momenten diese Probleme nicht hat?

Es geht um eine andere Blickrichtung?
Coach: Ja, ein Beispiel: Ein Klient kommt mit Depressionen und fragt: „Was können Sie tun? Können Sie mir helfen?" Meine erste Intervention ist dann die Frage: „Sind Sie im Ganzen depressiv? Oder ist ‚ein Teil von Ihnen' in bestimmten Momenten nicht depressiv? Wann? In welchen Situationen? Oder geht es Ihnen gut, wenn Sie mit bestimmten Personen zusammen sind?"
Ich begleite Menschen, damit sie in sich schauen und entdecken, wie sie ihre Ressourcen für sich nutzen können. Natürlich akzeptiere ich jede Zusammenarbeit mit Medizinern und vermittle Klienten – parallel zum Coaching – auch zu einem Psychiater, wenn das notwendig ist. Aber auch dann ist der Blick auf eigene Ressourcen von großem Wert: Es ist wichtig, dass sich der Fokus *darauf* richtet.

MIGRÄNE. KREUZ. SELBSTHYPNOSE
Melissa und Familie

Sie ist Schuhverkäuferin, Mutter und Macherin. Eines Tages ist Melissa (44) am Ende ihrer Kräfte. Es geht gar nichts mehr. Sie erinnert sich:

Ich hatte einen totalen Zusammenbruch. Nur eine Frage blieb: „Ist da jemand, der mir helfen kann?" Die Welt ist über mir zusammengestürzt. Das hatte sich über längere Zeit angekündigt. Ich – Verdrängungskünstlerin – habe das wunderbar ignoriert und immer weitergemacht. Hinterher fühlte es sich so an, als würdest du mit zwei linken Schuhen durchs Leben gehen. Irgendwann habe ich nur noch geheult. Dazu rebellierte mein Magen. Mein Hausarzt diagnostizierte: „Sie haben nichts am Magen. Sie sollten mal mit jemandem reden." Er hat mir Medikamente gegeben. Antidepressiva. Davon habe ich eine halbe Tablette genommen. Danach drehte ich völlig am Rad. Da war klar: Ich brauche Hilfe! „Hilfe, rette mich!"

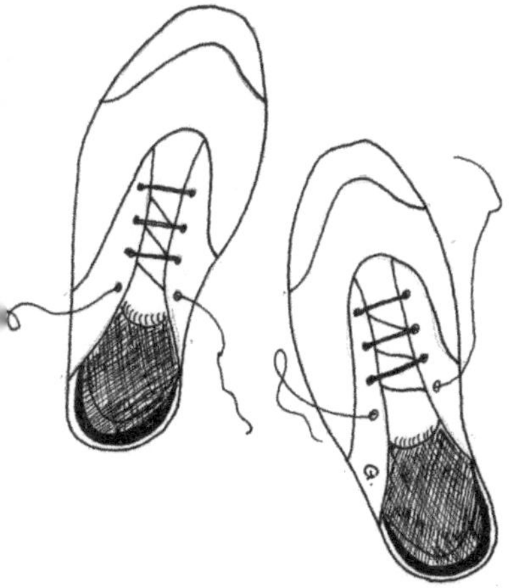

An einem späten Mittwochnachmittag im September bin ich im Wohnzimmer zusammengebrochen. Da erinnerte ich mich an den Mann einer Kundin, der als Coach arbeitet. Nicht ich habe angerufen, sondern mein Mann. Das war eine ziemliche Hauruck-Aktion. Noch am selben Abend bekam ich einen Termin. Da habe ich gefühlt zehn Stunden lang nur geheult.

So begann die Rettungsaktion „Melissa 2.0“. Es war mein Versuch, etwas anzupacken, was bis dahin nicht ging. Ich hatte nicht die leiseste Ahnung, was es war.
Ich kann mich noch gut an diesen ersten Abend beim Coach erinnern. Ich sitze in diesem blauen Ohrensessel, in dem ich immer sitze. Ich heule und erzähle.
Total in Erinnerung ist mir die erste Aussage meines Coachs geblieben: „Ich sehe da jemanden, der ist wie am Kreuz. Links zieht einer, rechts zieht einer, Sie in der Mitte. Und eigentlich können Sie nicht weg.“
Gleich dieses Wehrlose, was ich habe, wahrzunehmen, hat mich ziemlich umgehauen.
Da war überall einer, der an mir zog. Immer war da jemand, der etwas von mir wollte. Die Folge: Ich wurde immer bewegungsloser. Ich wusste zu dem Zeitpunkt weder, wer ich bin, noch, ob ich das überhaupt machen will, was ich mache.
Wenn ich mich verändere, dachte ich, tue ich ganz vielen Leuten weh. Ich bediente schlicht das Bild, das jeder von mir hatte. Und das in Perfektion.
Das merke ich bis heute gerade bei Menschen, die mir so nahe sind wie meine Eltern, besonders meine Mutter.
Die hat sich scheinbar bis heute noch nicht an Melissa 2.0 gewöhnt. Sie sagt immer mal wieder: „Das bist du gar nicht.“ Doch, Mama, genau das bin ich! Erstaunlich ist, dass sie mich gar nicht fragt: „Bist du eigentlich glücklich?“
Spätestens da merke ich: Ich gehe neue Wege, und einige Leute kommen nicht mit.

Meine Mutter kann vor allem nicht nachvollziehen, dass ich mich von meinem Mann getrennt und eine neue Beziehung angefangen habe. Sie denkt, ich mache quasi eine andere Familie mit kaputt, weil ich mit einem Mann zusammen bin, der noch verheiratet ist. Sie denkt, ich hätte einer Familie den Vater und Mann genommen. Dabei hat sie nie gefragt, in welchen Verhältnissen er tatsächlich lebt.
Als ich entschied, meinen Job im Schuhladen zu lassen und einfach mal zu schauen, was das Leben sonst noch bringt, war das wie eine Befreiung.

„Es reicht"

Es geschah in der Zeit, in der ich mit dem Coaching anfing. Zu den Gesprächen bin ich damals nur „reingekrochen". So fertig war ich. Schmerzen waren das einzige Signal, auf das ich reagierte. Mein Körper wehrte sich. Ich merkte, irgendetwas stimmt hier nicht. Er wollte mir etwas zeigen.

Kurz bevor das Coaching begann, hatte ich zwei Fehlgeburten. Ich wollte keine Kinder mehr. Und ich wollte eine andere Arbeit. Jedes Mal, wenn ich in den Laden gegangen bin, war mir schlecht. Außerhalb ging's mir wieder gut. Irgendwann dämmerte es mir.

Nach zwei Jahren war ich an einem Punkt, an dem mein Coach meinte: „Sie sind nun halbwegs auf dem Damm. Sie haben die Wahl: Sie können sich mit dem zufriedengeben, was ist, oder Sie gehen weiter."

Ich dachte: Wie? Ich hab doch ganz viel geschafft. Ich bin doch ganz gut dabei! Andererseits wusste ich, dass alles noch lange nicht zu Ende ist. Ich merkte, ich habe die Wahl. Ich kann das entscheiden. Wie auch immer ich diese Entscheidung treffe, ich trage in jedem Fall die Verantwortung dafür. Innerlich spürte ich: Entweder arrangierst du dich oder du gehst weiter auf deinem Weg. Meine spontane Reaktion war: „Es reicht."

Beim nächsten Mal jedoch hatte sich das geändert. Ich wollte weitergehen, mehr wissen.

Damals hatte ich einen Trick. Ich habe drei Spalten gemacht. Eine erste: „Dazu habe ich keine Lust mehr"; eine zweite: „Das muss ich machen"; eine dritte: „Das würde ich gerne machen." Ohne groß zu überlegen, habe ich alles aufgeschrieben, was im Kopf war.

Zum ersten Mal in meinem Leben habe ich „völlig unvernünftig" eine Entscheidung nach dieser Liste getroffen. In der Spalte „Dazu habe ich keine Lust mehr" stand die Arbeit ganz oben. Am anderen Morgen bin ich in den Laden gegangen und habe meiner Chefin gesagt: „Ich suche mir etwas Neues."

Parallel hatte ich einen ersten kleinen Auftrag für eine Foto-Serie bekommen. Das war aus der dritten Spalte: „Das würde ich gerne machen". Eine Freundin fragte: „Kannst du mir das zei-

gen?“ Es hat mir so einen Spaß gemacht, dass sich das Gefühl in mir verstärkte, etwas in dieser Richtung zu machen.
Auch wenn man sagt, Kunst ist nichts zum Geld verdienen, habe ich mich in meinem neuen Tätigkeitsfeld mittlerweile stabilisiert. Das hat Energien freigesetzt, die vorher ganz woanders gebunden waren.
Besonders die letzten Jahre mit meinem Mann waren schwer, weil da der Alkohol mit im Spiel war. Erst hinterher habe ich gemerkt, wie viel Energie das gezogen hat.
Als ich mich damals entschied, mich zu trennen, war es, als ob da jemand eine Tür aufgerissen hätte. Es war auf einmal völlig hell im Raum. Ich hatte diese Beziehung mit meinem Mann mit einer Art Fassade versehen, mir alles schöngeredet – und einfach weitergemacht. Dann kommen diese Gedanken: Es wird schon irgendwie immer weitergehen … Einerseits merkst du: Es geht gar nichts mehr. Andererseits spürst du: Ich würde ihn nie alleine lassen. Niemals.

Dann kam ein Punkt, an dem ich mit so einer Wucht verstanden habe, dass sich das ändern kann.
Ich wusste vor dem ersten Termin beim Coach zumindest unbewusst, dass ich meine Beziehung klären musste. Dass ich mich später trennte, hätte nicht so sein müssen. Es hätte auch anders laufen können.
Nur bin ich diesen Weg, das zu klären, über weite Strecken alleine gegangen. Wir hatten das gemeinsam angefangen und zusammen Gespräche geführt. Doch mein Mann klinkte sich irgendwann aus und meinte: „Ich möchte da jetzt nicht mehr weiter.“

Das war wie eine Weiche. Damals wusste ich: Ich muss weitermachen. Hätte ich das zwei Jahre vorher gesagt, wäre das für mich der größte Egoismus gewesen: „Ich kann ihn doch nicht alleine lassen.“ Jetzt war es anders.
Im Kopf habe ich viele Gespräche mit meinem Coach geführt, die in Wirklichkeit gar nicht stattgefunden haben. Das hat mich über Jahre immer begleitet. In bestimmten Situationen zu überlegen: „Wenn ich da bei ihm sitzen würde, was würden wir be-

sprechen? Wie würden wir das besprechen?“ Das war oft eine Hilfe. Wenn es gar nicht mehr ging, habe ich angerufen. Irgendwann bemerkte ich damals, dass es ein Problem zu Hause gab. Da war noch einer mit in unser gemeinsames Boot gekommen: der Alkohol. Dagegen war ich machtlos.

Luft zum Atmen

Heute weiß ich, dass ich reagierte, wie viele reagieren: Ich habe mitgemacht. Ich baute diese Fassade mit auf. Ich spielte dieses Spiel mit. Ich bin im Boot geblieben, mit den Kindern. Ich habe trotzdem versucht, meine Arbeit weiter aufzubauen. Das war wie so ein Anker. Ich dachte, dann kann ich vielleicht irgendwann dazu beitragen, dass sich das Problem auflöst. Es war alles darauf ausgerichtet, dass dieses Boot irgendwie weiterfährt. Dass es einfach funktioniert. Irgendwann kam jedoch der Punkt, an dem ich merkte, es macht mir immer mehr aus. Und nicht nur mir, es macht auch den anderen unglaublich viel aus. Es gab Situationen, da saß ich zu Hause mit den Kindern im Wohnzimmer, und er hat total betrunken auf dem Sofa geschlafen. Es war wie ein Bühnenstück. Irgendwie irreal und real zugleich. Wir drei trauten uns nicht, etwas zu machen.

Auf der einen Seite wurde das Vakuum größer und die Luft zum Atmen weniger. Auf der anderen Seite wurde der Gedanke stärker: Du musst irgendwie helfen können! Etwas tun können. Je schlechter es ihm ging und je tiefer er fiel, umso mehr dachte ich, ich könne doch nicht weggehen.

Da ist dieses unglaublich ausgeprägte Verantwortungsgefühl. Hinzu kommt, dass du denkst, du bist bestimmt mit daran schuld. Warum macht er das? Irgendetwas musste ja sein. Es wird immer dichter und dichter. Gleichzeitig denkst du, du musst abwarten. Warten, bis es ihm besser geht. Das war jedoch völlig utopisch. Irgendwann konnte ich es nicht mehr planen. Ich wollte immer planen. Ich wollte die Fäden in der Hand behalten. Wie ich das ja vorher immer gemacht hatte. Immer die Kontrolle, damit nichts passiert. Parallel dazu war es so, dass ich zum Glück meine freien Foto-Projekte hatte. Die halfen mir, an mein Innerstes zu kommen.

Ein Projekt hatte das Thema „Spurensuche"; es lief in meinem Geburtsort in der alten Kirche, in der ich getauft worden bin. Die sollte renoviert werden. Eine Woche bevor sie die Kirche geschlossen haben, habe ich mich in der Gemeinde mit meinem Kunstprojekt beworben. Es sollte in dieser leeren Kirche stattfinden, bevor sie neu gestrichen wird. Ich wollte diesen Raum. Für meine Fotos. Alle in Schwarz-Weiß. Alle auf Leinwand. Am Ende sollte es eine Ausstellung geben.
In dieser Zeit bin ich das erste Mal in meinem Leben an meine eigenen Wurzeln gegangen. Dieses komplette Thema Kirche, Glaube, meine Vergangenheit mit der Kirche … Es war eine besondere Erfahrung, einfach in dieser Kirche zu sein, mit diesen eingerichteten und zugeschlossenen Altären.
Ich habe die Kamera zur Seite gelegt und Durchreibe-Bilder gemacht von der Inschrift über dem Kreuz. Dazu bin ich auch auf den Altar geklettert. Dabei merkte ich: Je weniger da in der Kirche ist und je mehr ich mache, umso näher komme ich dem Ganzen. Es war so eine unglaubliche Anwesenheit von Göttlichem in diesem Raum. Es war so, als hätte jemand gesagt: „Komm mal hier hinein. Dann siehst du, worum es überhaupt geht. Wenn der ganze Rödel heraus ist und wir zwei hier alleine sind. Ein unglaublich intensiver Moment. Mit dieser Kunst, die du machst, da bist du dir manchmal selber unheimlich, weil du merkst, wie weit du dich mit der Arbeit selber bringen kannst. Ich habe an einem bestimmten Punkt gedacht: „Wenn ich hier noch eine Woche drin geblieben wäre, hätte man mich vielleicht in die Klinik bringen müssen." Du denkst irgendwann: „Ich bekomme gleich bestimmt eine Erscheinung."
Es war so perfekt für mich. Das ging mir so an die Nieren und ich merkte dabei: Es geht um mich. Es geht um mich und um ganz viel Bewältigung.
Dieser Prozess in der Kirche, das war wirklich mein Ding mit Gott und der Welt. Ich bin da total sauber raus. Mit einem unglaublichen Glücksgefühl. Das war das erste Mal, wo ich so richtig mit mir alleine war. Ich merkte, ich komme da raus und alles ist anders. Auch zu Hause.
Bei der Ausstellung sind die Leute gekommen und haben Geschichten erzählt. Die Menschen haben ganz viel eingebracht.

Die haben auf einmal selber angefangen, Dinge zu entdecken: In den Fotos haben sie etwas von sich gefunden.
Und dann die Trennung. Wir hatten Momente in dieser Phase, in denen ich richtig ausgeflippt bin. Das war so schlimm in diesen ersten Tagen, weil ich merkte: Ich habe richtig Angst vor ihm. Es ist zwar nie etwas passiert, trotzdem war es ein Albtraum. Auch für meinen jüngsten Sohn, der damals zu Hause war. Der Älteste war zu der Zeit in Südamerika.

„Sie retten sich und Ihre Kinder"
Das zog sich ein halbes Jahr hin, bis zu dem Tag, an dem mein Mann ausgezogen ist. Das auszuhalten war echt „Leben am Anschlag". Für alle. Ich erinnere mich an eine Situation. Unser ältester Sohn war wieder aus Peru zurück. Für ihn war es heftig. Er kommt nach Hause und die Welt ist anders. Wir hatten über Skype versucht, das vorzubereiten, aber es zu Hause zu erleben, war natürlich anders.
Keine Sekunde dachte ich, ich lasse das. Ich wusste, es geht gar nicht mehr anders. Wir haben in diesem halben Jahr so intensive Erlebnisse mit dem Alkoholkonsum meines Mannes gemacht. Ich weiß noch, ich saß zusammen mit meinem Sohn in seinem Zimmer, während auf dem Flur mein Mann herumtobte. Er war außer sich. Wir waren wie paralysiert. Ich kam auf die Idee, bei der Telefonseelsorge anzurufen. Da gab es eine Hotline. Wir hatten eine Frau am Telefon. Sie meinte: „Bleiben Sie ganz ruhig. Sie müssen jetzt nur denken, Sie retten sich und Ihre Kinder." Als sie das sagte, dachte ich: „Wieso habe ich das bis jetzt nicht so gesehen?" Das ist der einzige Vorwurf, den ich mir heute noch mache in Bezug auf die Jungs: „Wieso habe ich das nicht früher verstanden?"
Heute haben wir angefangen, uns zu unterhalten, wie diese Zeit miteinander für sie war.
Das mit dem Alkohol ist krass. Vor allen Dingen, wenn ich daran denke, wie viele Leute so leben. Eine Freundin erzählte neulich: „Ich habe das Problem auch. Ich habe mich damit arrangiert." Die Nächste kam und fragte mich: „Was kann ich in der Situation tun?"
Unser Weg ist *unser* Weg. Ich befinde mich in *meiner* Entwick-

lung. Die hat durch das Coaching eine Richtung bekommen. Da war das Bild von dem Kreuz, an dem ich hänge. Du kannst dich arrangieren oder du kannst weitergehen. Am Anfang der Beratung habe ich dagesessen und gesagt: „Der hilft mir."

Das erste halbe Jahr war so eine Hilfe. Mein Coach hat mich immer wieder quasi aus dem Raum hinausgetragen. Ich konnte zwei Wochen leben und dann wiederkommen. Bis zu dem Punkt, an dem ich gemerkt habe, ich lebe jetzt wie auf einem Polster, das der Coach mit mir „aufgebaut" hat. Auf diesem Polster kann ich mich ausruhen. Oder ich entscheide, dass das nicht reicht.

Eines ist total wichtig: Was ich gemacht habe, waren immer meine Entscheidungen. Ich bin nie rausgegangen mit dem Gedanken: Der hat mir jetzt ein Rezept mitgegeben; das koche ich diese Woche nach. Ich bin vielmehr immer herausgegangen und wusste: Jeder Schritt, den du jetzt machst, den kannst nur du tun. Den tut keiner für dich. Es ist nichts, was jemand für dich macht, sondern du lebst dein Leben!

Das habe ich gelernt: Jedes Ding, das ich mache, mache *ich*. Und ich übernehme dafür die Verantwortung. Ich entscheide auch, ob und wie ich das mache.

Was ebenfalls wichtig war, ist diese Geschichte mit dem „Sich-krank-Fühlen". Der Schmerz und dieses Kranksein bestimmten mein Leben. Irgendwann fragte ich mich: „Warum geht es mir so schlecht?" Da hat mein Coach geantwortet: „Vielleicht könnten Sie eine Freundschaft mit dieser Krankheit schließen." Es gab eine Intervention, eine Beziehung mit der „Frau Krankheit" zu beginnen. Hatte ich irgendwann Kopfschmerzen oder Migräne-Attacken, habe ich innerlich gesagt: „Okay. Gut, dass du da bist. Was ist los? Welche Bedürfnisse willst du mir zeigen? Was brauche ich jetzt?" Mein Körper hat ganz viele Antennen, die sofort reagieren, wenn irgendetwas passiert. Wenn ich abends ins Bett gehe und nachts mit Magen-Darm-Beschwerden wach werde, weiß ich heute: Es ist Pause angesagt.

Die Vorgeschichte: Ich habe zwei Jahre lang nachts wach gelegen, weil mir schlecht war. Ich fuhr mit dem Auto durch die Gegend, weil mir so übel war. Mein Coach schlug vor: „Vielleicht können Sie die Beschwerden einfach als eine Freundin sehen, die Ihnen etwas zeigen möchte. Die mitgeht. Die nicht gegen Sie ist, sondern Ihnen helfen möchte."

Aus dem Lot

Wenn ich heute Kopfschmerzen habe, weiß ich, was das bedeutet. Ich suche in den anscheinend bloß negativen Sachen auch positive Aspekte.

Das ist auch die Art, in der ich meine Kunst machen kann. Die ist immer mit meiner Gefühlswelt verbunden. Auftragsarbeiten kann ich total schlecht ausführen. Die Kunst ist für mich wie ein Werkzeug, um meine Dinge zu verarbeiten. Ich brauche nicht mehr unbedingt eine Übelkeit oder Kopfschmerzen oder Rückenschmerzen. Ich brauche meine Kamera. Dann geht das auch. Eigentlich hat mein Coach mir dabei geholfen, mein Inneres zu sortieren. Zu verstehen. Das war das Erste, was mir klar wurde: Das alles kann nur funktionieren bei mir, wenn ich die Verantwortung für mich selber übernehmen. Die Verantwortung für das, was ich tue. Ich saß da und dachte: „Das ist ja klasse."

Und noch etwas war wichtig. Ich hatte Angst vor solchen Gesprächen. Mein Hausarzt hatte mir schon gesagt, dass ich irgendwie aus dem Lot bin. Er bot mir an, jemanden zu suchen. Dass ich mich in diesem Punkt so schwergetan habe, lag daran, dass ich Angst hatte, irgendwo zu sitzen und meine ganze Kindheit auf den Tisch legen zu müssen. Ich wollte nicht zu einem Therapeuten gehen und Fragen beantworten wie: „Was hat Ihr Vater früher gemacht?" Oder die Mutter oder der Bruder? Das will ich auf gar keinen Fall. Davor hatte ich richtig Panik, so etwas wollte ich nicht. Das ist nicht mein Weg.

Ich wollte auch nicht irgendjemandem eine Schuld für irgendetwas geben.

Heute kann ich damit besser umgehen. Ich verstehe das Thema Alkohol. Ich verstehe, dass Alkohol immer schon in unserer Familie präsent war. Da hat sich irgendwann einmal so ein Muster bei mir entwickelt.

Als ich meiner Mutter von meiner Situation erzählte, gestand sie mir, dass Alkohol schon bei meinem Vater ein Problem war. Bei meinem Mann ist es die Mutter gewesen: Seine Mutter hat sich totgetrunken, was ich gar nicht wusste.

Heute kann ich sagen, ich habe es gelernt. Ich muss das Thema Alkohol nicht die ganze Zeit mit mir herumschleppen.

Irgendwann habe ich mal noch mit meinem Coach darüber gesprochen. Wir sind zu der Erkenntnis gekommen, dass es völlig egal ist. Denn es ist vorbei. Er hat mir gesagt: „Denken Sie daran, dass alles, was Ihre Freunde, Ihre Eltern oder Ihr Umfeld jemals getan haben, von keinem aus bösem Willen getan wurde."
Wenn ich daran denke, wie ich mit meinen eigenen Kindern umgegangen bin, kann ich aus Überzeugung sagen: „Ich habe das nicht aus bösem Willen getan. Ich möchte das Beste für sie. So war das Leben halt."
Die Vergangenheit kann ich nicht mehr ändern. Es ist etwas, was ich bis an mein Lebensende mit mir herumschleppe. Aber ich kann meine Haltung dazu heute bestimmen. So kann es mir gut gehen. Das ist mir total wichtig.
Ich finde es interessant, so einen inneren Gesprächspartner zu haben. Bei mir ist das meine „Frau Krankheit". Ich rede viel mit mir selber. Irgendwann kam diese Selbsthypnose dazu: mich selbst in einen Zustand zu bringen, in dem ich bestimmte Sachen einfach hochrollen lasse, indem ich Bilder sehe. Ich kann gut über Bilder reden. Wenn ich Bilder sehe, verstehe ich die Sache besser.
Es sind innere Reisen zu mir selber. Übungen, die ich selber machen kann, um herunterzufahren mithilfe eines „angenehmen Ortes" oder mit dem „Tresor": Heute mache ich das in wichtigen Situationen, auf die ich mich vorbereiten muss. Wenn ich weiß, ich muss in eine Situation, die mir total schwer fällt, kann es sein, dass ich unsicher bin. Dann schließe ich meine Augen und laufe einen Weg entlang bis zu einem gewissen Ort, an dem ich gerne sein möchte. Bevor ich diesen Ort erreiche und mich auf eine Bank setze, steht davor ein Tresor. Diesen Tresor mache ich auf und packe alles hinein, was ich nicht mit an diesen angenehmen Ort nehmen möchte. Dann gehe ich zu dieser Bank und bleibe da.
Ich kann die Augen offenhalten oder sie schließen. Manchmal merke ich, dass ich auf einmal eine totale Schwere bekomme. Das ist wie eine Tiefenentspannung. Am Ende werde ich wieder

wach, öffne die Augen und knete ein wenig meine Finger. Dann gehe ich los und nehme dieses angenehme Gefühl mit.
So habe ich es in einem Vorstellungsgespräch mit dem Geschäftsführer eines mittelständischen Unternehmens gemacht. Es ist gut gelaufen. Und zwar deshalb, weil ich innerlich während der ganzen Zeit an diesem schönen Ort war. Du befindest dich so ein bisschen wie in einem anderen Universum. Nicht, dass du weg bist; du bist schon ganz klar da. Du fühlst dich einfach gut.
Auch wenn ich eine besondere Situation als sehr anstrengend erlebe, kann ich innerlich zurück zu meiner Bank gehen. In dem Moment kann ich mich innerlich ausklinken, an diese Bank denken und an das Gefühl, das ich damit verbinde. Schon entspannt sich meine aktuelle Situation. Solche Übungen habe ich zu einer bestimmten Zeit relativ häufig gemacht. Das hat mir geholfen, meine innere Ruhe zu finden.
Wichtig für mich ist, dieses Gefühl von Glück zu erleben. Ich merke, das hat nichts mit Geld zu tun oder mit irgendwelchen Dingen, die ich packen kann.
Lange hatte ich wie gesagt das Gefühl, dass ich in zwei linken Schuhen durchs Leben laufe. Das kann auf Dauer sehr schmerzhaft sein. Heute gehe ich in bequemen Schuhen durch mein Leben. In schönen Schuhen. Das nehme ich als ein großes Geschenk wahr. Ich habe mein Paar Schuhe gefunden!

* * *

Melissas Mann

Alles lief lange Zeit völlig normal. Benno (51) war über 20 Jahre mit Melissa verheiratet. Dann kam der Bruch. Er erinnert sich:

Was mich an meiner Frau fasziniert hätte, fragte mich neulich einer, der mit mir an der Theke stand, „damals, als du sie kennengelernt hast?"
„Keine Ahnung", habe ich ihm geantwortet. „Wo die Liebe so hinfällt." Partnerschaft war ein Ziel von mir. Alles andere hat

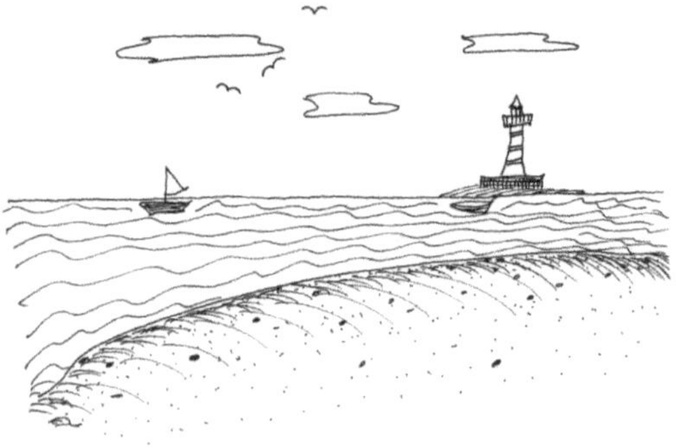

sich daraus ergeben. Familie, Kinder, Zusammenziehen. Heiraten. Das war mehr oder weniger automatisch.
Ich habe noch einen alten Volvo. Ich habe noch ein paar alte Motorräder. Da schraube ich gerne dran herum. Ich habe mal Möbel entworfen. Höre gerne Musik. Ich könnte nicht die IT zum alleinigen Zentrum meines Lebens machen; das wäre mir zu wenig. Dafür ist das Leben zu vielfältig.
Was ist sonst noch wichtig? Ich bin getrennt. Das ist superwichtig. Denn das ist irgendwie Endstation. Stecker gezogen. Alles steht still.
Es ist schön, am Strand entlangzugehen. Im Winter. In Holland. Nach der Trennung. Unglaublich toll. Frost. Der Strand mit Eis bedeckt. Eine Eisplatte. An so etwas kann ich mich ergötzen.

Die Trennung von Melissa kann ich nachvollziehen. Es tut weh. Aber ich kann irgendwie damit leben. Was ich nicht verstehe, sind die ganzen Umstände. Das Drumherum. Sprich: Freunde, Kinder, Haushaltsgegenstände. Da ist so ein altes Messer, mit dem ich immer alles geschnitten habe. Von jetzt auf gleich herausgerissen zu werden aus einer Situation, in der man sich eigentlich wohl und sicher fühlt, das hat mir den Boden unter den Füßen weggezogen.
Dass sie mich im Stich lässt und über mich herzieht, ist klar. Aber bitte nicht über die Kinder. Das geht nicht. Meine Söhne …! Im Moment geht relativ wenig mit denen. Gut, die beiden sind 18 und 22 Jahre alt, da ist es ja ohnehin so, dass man die nicht so häufig sieht, selbst wenn man zu Hause ist.
Mir fehlen die Alltäglichkeiten. Gesprächsmäßig bin ich mit den Kindern eigentlich relativ gut drauf: Wir können uns über vieles unterhalten. Ich vermeide es allerdings, über die Situation der Trennung zu reden. Ich möchte den Kindern nicht ansatzweise das Gefühl geben, sie hätten daran irgendetwas ändern können. Wenn sie etwas wissen wollen, beantworte ich Ihnen

das gerne. Nur knapp. Ich möchte sie nicht mit der Situation belasten.
Ich bin auch zum Coaching gegangen, teilweise zusammen mit meiner Frau, teilweise auch alleine. Melissa wollte ihre Geldprobleme bewältigen. Da hat man auch über die allgemeine Situation gesprochen. Nicht konkret über mich. Zum damaligen Zeitpunkt hatte ich nicht das Gefühl, dass ich eine Therapie gebraucht hätte. Da war ich in der Rolle, begleitend da zu sein.
Mit dem Coach kann man sich relativ gut unterhalten. Sogar ziemlich gut. Nach unserer Trennung bin ich noch mal hingegangen. Diesmal alleine. Da ging es mir darum, wie ich die Situation der Trennung verarbeite. Wie ich damit klarkomme.
Ich hatte immer ein Gefühl der Freiheit. Das zu sagen, was ich sagen wollte. Und das nicht zu sagen, was ich nicht wollte.
Wenn deine berufliche Existenz wegbricht, wenn deine Familie auseinanderbricht, wie schaffst du es, dein Leben auf die Reihe zu bekommen? Das fragen mich einige.
Was ich gelernt habe in der Zeit, ist zu weinen. Was ich vorher nie gemacht habe. Das mache ich oft, wenn ich an die Kinder denke. Was mir schwerfällt, ist dieses Gefühl des Alleinseins.

Im Moment habe ich ehrlich gesagt nichts, worauf ich mich freue.
Für mich kommt es vor allem darauf an, frei zu sein. Diesen Begriff „Freiheit", den habe ich immer besonders hoch angesiedelt. Im Moment ist es so, dass ich mich unfrei fühle. Dabei ist Freiheit etwas, was ich wertschätze. Freiheit in alle Richtungen. Wie sagt Rosa Luxemburg: „Freiheit ist immer die Freiheit des Andersdenkenden." Freiheit heißt nicht, andere Menschen einzuschränken. Freiheit heißt, dass ich selber das machen kann, was ich möchte. Und Freiheit bedeutet, dass man nicht verurteilt: Das will ich nicht!
Freiheit, das hat für mich etwas mit diesem Gefühl im Winter in Holland an der Nordsee zu tun: das Wasser eiskalt, der Boden, der Sand ..., alles gefroren.
Einer meiner Lieblingsplätze ist hier den Hügel hinauf. Da gibt es eine Bank. Du kannst da wunderbar ins Tal schauen. Das ist meine Form von Freiheit: dort zu sitzen.

Melissas ältester Sohn Sven

Er war weit weg, als zu Hause Träume platzten. Sven (22) ist Student. Er sucht nach Antworten. Deshalb redet er mit dem Coach.

Sven im Gespräch mit dem Coach

Sven: Südamerika ist unglaublich. Ich war in Peru, als sich meine Eltern getrennt haben. Ich habe das über Skype erfahren. Das war kurz vor Weihnachten.

Coach: Was für ein Weihnachtsgeschenk.
Sven: Im Nachhinein war es gut, weil ich danach fast zwei Wochen mit meinen Mitbewohnern unterwegs war. Beide haben auch getrennte Eltern.

Auch Deutsche?
Sven: Ja. Ich glaube, es wäre schlimmer gewesen, wenn ich zu Hause gewesen wäre und alleine gewesen wäre. Es ist ähnlich wie jetzt, als ich erfahren habe, dass mein Vater vor einer Woche gestorben ist. Das war natürlich krass, aber dann auch okay, weil ich wusste, dass ich am Montag arbeiten gehen kann.
Ich lenke mich ganz gerne ab, wenn so etwas ist. Am Sonntag bin die ganze Zeit nur herumgelaufen; ich war den ganzen Tag abwesend, weil ich an gar nichts mehr so richtig denken konnte. Am Montag und Dienstag bin ich arbeiten gegangen. Das hilft mir.

Du bist in Berlin. Du studierst nicht, sondern du arbeitest?
Sven: Ich fange etwas an, fast immer mit großen Zweifeln, bis ich merke: „Das passt einfach nicht so richtig." Ich habe schon zwei Mal ein unterschiedliches Studium begonnen. Immer Jobs dazu. Aber ich habe immer noch nicht die Orientierung. In dieser Hinsicht bin ich vielleicht ein bisschen meinem Vater ähnlich. Ich schiebe das gerne hinaus und lasse den Rest weiterlaufen, ohne eine richtige Entscheidung zu treffen.

Wie findest du dich in deinem Vater wieder?

Sven: Er hat auch schon vor der Trennung alles, was wichtig war, liegen lassen. So nach dem Motto: „Ach ja, das mache ich nächste Woche."

Wo liegt das Problem bei dir?
Sven: Ich weiß nicht, was ich machen soll. Ein neues Studium? Welches und wo? Ein Praktikum? Eine Arbeit im sozialen Bereich? Immer weiter jobben? Und dann kommen Gedanken wie: Du hättest einfach viel mehr das Leben an sich genießen können! Ich mache mir Vorwürfe wegen der Vergangenheit und schaue mit Angst in die Zukunft. Es ist eine Seite, die mich so viel Energie kostet, dass ich keine andere Sachen machen kann. Diese Seite macht mich unsicher. Ich kann nicht genießen, was ich erlebe.

Es ist nur eine Seite, das ist nicht der ganze Sven. Aber was heißt das konkret? Es heißt doch, dass es andere Seiten in dir gibt. Ich möchte dich einladen zu schauen, welche anderen Seiten da sind.
Sven: Im Endeffekt das ziemliche Gegenteil. Zum Studieren bin ich in eine andere Stadt gegangen. Geplant war das für ein halbes Jahr. Das habe ich verlängert, einfach weil es gut funktioniert hat. Das ist eine Seite, die mir Kraft gibt …

Wie würdest du diese zwei Seiten nennen?
Sven: Eine ist für mich die unsichere Seite. Die andere ist vielleicht ein bisschen die „planerische". Und dann gibt es eine dritte Seite, die das Alltagsgeschäft übernimmt. Bei der findet das Thema Zukunft gar nicht statt. Ich habe ein bisschen das Gefühl, das ist eine Art Schutzmechanismus: „Okay, jetzt lassen wir das mal laufen." Und es ist die Seite, die den Alltag übernimmt, die auf die Arbeit geht, die zu Hause irgendwas macht und mit Leuten rumhängt.

So wie heute.
Sven: Dann erwischt es mich abends oft total. Dann kommt wieder diese unsichere Seite. Sie macht mir ein schlechtes Gewissen, dass ich am Tag nichts gemacht habe. Sie hält mich davon ab, andere Sachen zu machen. Ich kann ja nicht einmal einfach sagen, dass ich mich zwar ein Jahr lang nicht mit dem Studium beschäftigt habe, dafür aber einfach mal so das Leben genossen habe und einfach Spaß mit Leuten hatte.

Ich finde es interessant, dass auch eine Genussseite da ist.
Sven: Aber sie kommt nicht durch. In den letzten fünf Jahren ist sie nie richtig da gewesen.

Aber sie ist da. Das ist eine Tatsache. Du spürst: Sie zeigt ein Bedürfnis nach Genuss. Verstehe ich dich richtig?
Sven: Genuss und Zufrieden-Sein haben miteinander zu tun.

Das gehört zusammen.
Sven: Genau.

Zurück zu der unsicheren Seite. Könntest du dir vorstellen, dieser Seite eine Gestalt zu geben?
Sven: Es ist wie ein Schatten. Es ist tatsächlich ein sehr bildliches Gefühl, was ich oft in solchen Situationen habe. Als ob sich eine Person von hinten draufwirft und mir am Rücken hängen würde.

Denkst du da an jemanden?
Sven: Wenn ich es mir bildlich vorstelle, ist es ein menschlicher Schatten, aber nicht sehr konkret, sondern eher so …

Ein Schatten von dir?
Sven: Weiß ich nicht, muss ich gestehen.

Wo ist dieser Schatten?
Sven: Jetzt gerade irgendwo im Hintergrund, so ein bisschen lauernd.

Hinter dir?
Sven: Hinter mir.

An welcher Stelle? Kannst du mir das zeigen?
Sven: Der schwebt so im Hintergrund.

Also hinter dem Kopf?
Sven: Nicht so, dass ich sagen könnte, es ist konkret jetzt hier. Es ist eher am Oberkörper und komplett um mich herum. Etwas, das nur wartet, dass es wiederkommen kann und mich quasi so schnappen kann. Es ist mal weiter weg, mal näher.

Es scheint auf jeden Fall eine Bedrohung für dich zu sein. Könntest du dir vorstellen, mit diesem Schatten in Kontakt zu kommen?
Sven: Okay.

Wäre es für dich angenehmer, diesen Schatten vor dir zu haben statt hinter dir?
Sven: Das ist, glaube ich, fast egal.

Wenn du ihn vor dir hast, kannst du sehen, ob dieser Schatten sich bewegt und sich gegen dich erhebt.
Sven: Es ist eher so, dass er wie eine Wolke schwebt und ich den Schatten immer mit mir herumtrage und er einfach irgendwann mal herunterfällt.

Und diese Wolke hat dich?
Sven: Genau.

Können wir schauen, ob es einen Unterschied macht, wenn du dir diese Wolke anschauen kannst?
Sven: Ich kann es mir gerade nicht vorstellen.

In Kontakt kommen heißt auch, dass du die Wolke, diese Gestalt, sehen kannst. Hinter dir, das wäre für mich eher bedrohlich. Ist dieser Schatten eher eine Wolke geworden?
Sven: Nee. Es ist wie ein menschlicher Schatten, der ein bisschen weicher ist. So eine Mischung aus Wolke und Schatten.

Wo könnte das lieber bei dir sein?
Sven: Wenn ich darüber nachdenke, tatsächlich auf jeden Fall vor mir.

Und wo? Auf deinem Schoß? Einen Meter weit weg?
Sven: Am liebsten natürlich aus der Tür raus, außerhalb des Raumes, damit man diese Wolke, diesen Schatten nie wieder sieht. Das passiert mir auch im echten Leben mit normalen Menschen, dass ich die Leute weit weg schiebe.

Ist das für dich nicht bedrohlich, dass du nicht genau weißt, ob der Schatten jederzeit die Tür aufmachen und reinspringen könnte?
Sven: Für mich ist es eher so, dass ich tatsächlich mit Menschen

so umgehe. Wenn sie außerhalb des Raumes sind, erfahren sie nicht, was ich mache.

Ist es das, was du dir wünschst?
Sven: Im Alltag schließe ich mich aus und werde kalt erwischt, weil eben jemand oder etwas einfach hereinstürmt.

Was denkst du, soll das so bleiben? Würdest du dir wünschen, diese Wolke sehen zu können?
Sven: Das wäre etwas, was ich gerne ausprobieren würde. Es wäre für mich vielleicht doch angenehmer, wenn ich die Leute sehen würde. Ich könnte entscheiden, ob die da bleiben sollen, ob die ein bisschen näher kommen sollten oder wirklich hinter der Tür verschwinden sollten.

Ist das ein neuer Gedanke für dich?
Sven: Ja, tatsächlich.

Was für eine Auswirkung hat so ein Gedanke?
Sven: Das bringt mich zum Reflektieren ... Wenn etwas von hinten kommt, empfinde ich das normalerweise immer als sehr bedrohlich ...

Du merkst, dass du aktiv wirst. Du wirst nicht von dieser Wolke geführt.
Sven: Aber ich sehe ein Problem. Bei wichtigen Entscheidungen gibt es keinen Platz für die andere Seite, die mit Unsicherheiten umzugehen versucht.

Bis jetzt.
Sven: Bis jetzt, genau.

Aber bis jetzt hast du diese Seite nicht vor dir gehabt. Sie war immer hinter dir. Als Bedrohung. Welche Seite von dir könnte mit dieser Seite umgehen, wenn diese Verunsicherung da ist? Was denkst du?
Du hattest noch zwei Seiten genannt. Du hast mal gesagt: „Diese unsichere Seite ist die Königin. Die macht alles." Bis jetzt. Es gibt Seiten, die schaffen es nicht, durchzukommen. Wenn die Situation sich nun ändert, welche Seite könnte da mit dieser Seite, diesem Schatten, dieser Wolke etwas ausprobieren und auch etwas anbieten, das bis jetzt noch nicht da gewesen ist?

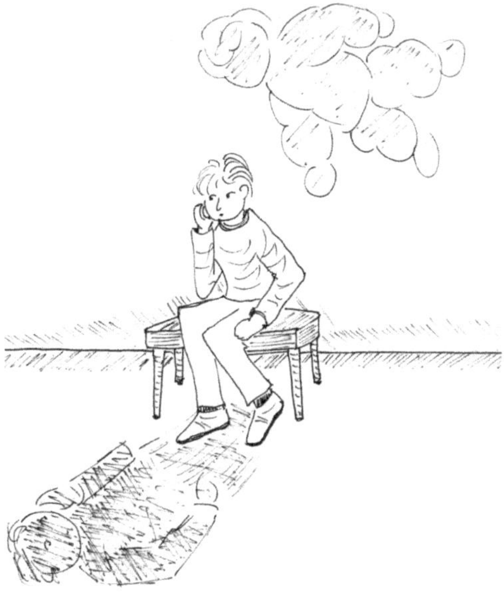

Sven: Das müsste eigentlich die sein, die jetzt gerade quasi redet oder die jetzt gerade da ist, die ein bisschen mehr reflektierend ist.

Machen wir das. Du bist der Vorsitzende dieses Teams, dieses Vereins.

(Er lacht.)

Ich geh mit dir und wir schauen. Was könnte die Seite, die deine positive Entwicklung zeigt, der Wolke sagen?

Sven: Das ist vielleicht eine neue Richtung, die etwas bringen könnte. Wenn diese Seite die Kontrolle übernimmt, kann sie diese ganze Gruppe und damit mich irgendwie weiterbringen.

Bist du einverstanden, wenn wir die Sache direkter machen? Der Gedanke ist ganz klar. Lass diese Seite sprechen. Sag: „Hör mal, Wolke …" – oder was weiß ich: „Ist okay, bis jetzt hast du alles hier gemacht, was du wolltest, hier bei uns. Nur ..."

Sven: … das bringt uns nicht weiter.

Dass die unterstützende Seite auch sagt: „Hör mal, vielleicht hast du eine gute Absicht, aber das bringt uns nicht weiter" … – interessant! Und was noch? Das ist so ein Theaterstück, das ist auch gut für dich?

Sven: „Also", sagt die unterstützende Seite, „es bringt uns nicht weiter. Es bringt auch im Moment nichts. Es bringt weder was für die Zukunft noch irgendwie rückblickend etwas für die Vergangenheit, noch bringt es gerade in dem Moment irgendwas. Es ist eigentlich nur so ein Chaos, was du auslöst."

Ja okay, aber ich habe den Eindruck, diese Seite hat bis jetzt so gehandelt, weil sie keinen anderen Weg gefunden hat. Was passiert, wenn Unterstützung von einer anderen Seite kommt, die sagt: „Was für ein

Blödsinn: Das tut uns überhaupt nicht gut!"? Bis jetzt hat das niemand dieser Seite gesagt. Es ist ein Gedanke: Kann es auch etwas in diese Richtung sein?
Sven: Vielleicht ja, das kann schon sein.

Wenn ich dich richtig verstehe: Alles, was von dieser unsicheren Seite bis jetzt gekommen ist, hat nur negative Aspekte. Aber sie war allein gelassen. Sie war die Seite, die handeln musste. Sie hat auf ihre Art versucht, eine Lösung zu bringen.
Sven: Ja, aber ich denke, wenn die nächste Entscheidung ansteht, wird sie wieder so allein handeln.

Und deswegen sagt die Wolke: „Tut mir leid, ihr habt mich alleingelassen. Wenn so eine Situation kommt, warum kommt ihr, du und die reflektierende Seite, nicht zu mir und sagt: ‚Komm her. Was du machen willst, ist vielleicht wirklich gut gedacht, aber das bringt uns nicht weiter. Wir sind auch da.'" Was würde sich ändern?
Nehmen wir an, die reflektierende Seite kommt und sagt: „Halt, ich lasse dich bei der Sache nicht mehr alleine. Du hast auch was zu sagen, aber es gibt nicht nur dich. Wir können zusammen reflektieren und, wer weiß, vielleicht ein bisschen Genuss bekommen." Wie ist es für dich, wenn eine Zusammenarbeit zwischen diesen Seiten laufen würde?
Sven: Ich glaube, das wäre wahrscheinlich genau der Weg. Es bringt ja tatsächlich nichts, eine Seite komplett auszuschließen. Und wenn die zwei kooperieren, finde ich auch in der unsicherer Seite etwas Positives. Sie hat Schnelligkeit. Es gibt auch Fristen und sie handelt schneller als die andere. Aber mein erster Gedanke war doch, sie auszuschließen.

Aber wenn du mich fragst, ist das nicht möglich. Diese Seite schleppst du mit.

(Er lacht.)

Du hast das deutlich gesagt: Es gibt Situationen, da muss man handeln, da muss was passieren. Wenn diese Seite alleine ist, kennt sie nur einen Weg, der dich letztendlich unsicher macht: ein guter Gedanke, guter Wille, aber die Auswirkung ist negativ. Aber wenn die andere Seite aktiver wird, habe ich den Eindruck, dass sie sich freut und sagt:

„Endlich, bekomme ich Unterstützung, bin nicht mehr ‚die Blöde'. Es sind neue Ideen da." Kannst du damit etwas anfangen?
Sven: Ja, doch, das geht.

Wenn das Studium auch ein großes Thema ist, kannst du dir vorstellen, dass die Zusammenarbeit zwischen den beiden Seiten auch in anderen Bereichen gut läuft?
Sven: Das Studium ist halt gerade die größte Entscheidung, aber im Endeffekt findet so ein Prozess bei allen Entscheidungen statt.

Ich möchte dich einladen, in unterschiedlichen Situationen mit diesen Seiten in Kontakt zu kommen, damit eine Konferenz stattfindet. Lassen wir jede Seite sagen, was sie denkt. Einfach sagen: „Okay, du musst schnell handeln, aber was ist mit dem Genuss? Ich muss auch ein schönes Leben haben. Was für ein Leben ist das?" Und schauen wir, was da für ein Dialog stattfindet.
Sven: Das macht Sinn. Also, das ist auf jeden Fall etwas, worüber ich nachdenken muss.

Aber du hast auch Lust, das auszuprobieren?
Sven: Ja, bestimmt.

Wie geht's dir im Augenblick? Spür ein bisschen deinen Körper. Ist da Spannung? Hast du den Eindruck, das ist angenehm? Deine Atmung?
Sven: Ja, ich bin relativ entspannt.

Dein Bauch? Was für ein Gefühl ist da?
Sven: Ein bisschen flau, aber das ist mir eigentlich immer ein bisschen.

Also der Organismus macht mit.
Sven: Der ist nicht irgendwie angespannt, es ist eher ein bisschen sehr viel gerade.

Kann ich verstehen. Ich denke auch, es ist sehr viel, weil es auch etwas Neues ist. Okay, können wir hier die Sache so lassen?
Sven: Ja.

Melissas jüngster Sohn Lukas

Er ist dabei, als sich seine Eltern trennen. Lukas (18) steht kurz vor dem Abitur. Er wünscht sich, dass alles wieder so ist wie früher. Lukas erzählt:

Ich hatte einen Traum, eine Szene wie in einem Film: Spätsommer. Blauer Himmel. Flöckchen-Wolken. Ich bin 40 und besuche mit meiner Frau und unseren drei Kindern meine Eltern. Die sitzen beide gemütlich auf der Terrasse und schauen mich strahlend an. Plötzlich geht eine Bombe hoch und alles zerspringt in tausend Stücke.
So ist das, wenn dir deine Eltern eines Tages sagen, dass sie sich trennen, und dein Vater auszieht. Das ist wie ein Schlag ins Gesicht. Als dieser Moment kam und ich merkte, da ist nichts mehr zu retten, ist alles in mir zusammengebrochen.
Mich hat das komplett aus der Bahn geworfen. Schlechte Noten. Ich konnte mich nicht mehr konzentrieren. Das war so komplett aus dem Nichts heraus. Weil ich es mir vorher schöngeredet hatte, hat mich das total umgehauen.
Es war ein Zusammenbruch, das schlimmste Szenario, das ich mir überhaupt vorstellen konnte. Ich war im Abi-Stress. In der nächsten Woche fingen die Vorabi-Klausuren an.

Mit der Zeit kam dann der Gedanke: Ich mache das Beste aus der Situation. Ich habe mich gefragt, wie ich die Situation für mich am besten regele. Mit meiner Mutter habe ich das inzwischen ganz gut hingekriegt. Die Riesenbaustelle ist für mich mein Vater. Da hänge ich noch immer fest.
Es sind auch Filme in meinem Kopf, wie ich als kleiner Junge das Leben mit meinem Vater genossen habe. Der hat mich zum Beispiel immer ganz viel gekitzelt. Rumgeneckt. Wir haben viel rumgetollt. Und da gab es so Zeiten in der Trennungsphase, wenn ich mich daran zurückerinnert habe … – da habe ich mir gewünscht, dass ich wieder kleiner bin, ein kleiner Junge, um das wieder zu genießen. Ich habe mir gewünscht, dass der Vater wieder da ist, mein Vater. Dass es wieder geht. Da steht man den Tränen nahe. Das sind so Momente … Oder mit meinem Vater

zusammen kochen ... „Formel 1“ schauen am Sonntagnachmittag ... Das sind so Erinnerungen. Ganz kleine, kurze Sequenzen, die gar nicht so wichtig scheinen. Sie scheinen oberflächlich zu sein, doch sie sind für mich sehr wichtig. Dinge, die prägen. Sie sind einfach, gehen aber tief. Das hat mit Nähe zu tun. Mit Vertrauen. Mit Sicherheit.
Was mich im Nachhinein noch so schockt, mir Angst macht, ist das Alkoholproblem meines Vaters. Als meine Mutter mir dann erzählte, dass er immer früher am Tage angefangen habe zu trinken ... Wenn ich mir dann vorstelle, dass er in den Situationen, die mir mit ihm zusammen so wichtig waren, vielleicht gar nicht immer nüchtern war. Diese Sachen bekommen Risse: Ich war mit ganzem Herzen dabei, aber er kann in manchen dieser Situationen durchaus nicht nüchtern gewesen sein. Das sind Dinge, die mir im Nachhinein unheimlich Angst machen. Alkohol beeinflusst die Sinne. Das Schöne, das, was einfach nur schön war, steht nun infrage. Das nagt. Es kommen viele Fragezeichen. Was war echt? Warum ist es so passiert? Warum ist alles so gekommen?
Meine Mutter hatte mir zum Geburtstag eine Nummer aufgeschrieben. Einfach mal anrufen und vorbeigehen, hatte sie gesagt. Hört sich so einfach an. Ich spürte eine Hürde in mir. Dieses Gefühl, „Ich gehe zum Psychologen“, das mochte ich nicht. Also habe ich mir gesagt: Ich lasse mich coachen!

* * *

Lukas im Gespräch mit dem Coach

Lukas: Ich habe ein Problem mit meinen Eltern. Mit anderen Leuten habe ich darüber geredet. Aber ich kann nicht sagen, dass ich mich deswegen besser fühle.

Coach: Was ist bei deinen Eltern passiert?
Lukas: Sie haben sich getrennt.

Ist für dich „Trennung“ unser Thema?

Lukas: Und alles, was darauf aufbaut: die Beziehungen zu meinem Vater, zu meiner Mutter.

Wie sehen diese Beziehungen aus?
Lukas: Meine Mutter und ich, wir sind nie aneinandergeraten. Es ist, wie man sich eine Beziehung zwischen Mutter und Sohn wünscht. In den letzten drei Wochen merke ich, dass die Beziehung zu ihr kritisch wird.

Verbindest du das mit der Trennung?
Lukas: Es ist das erste Mal in meinen 18 Lebensjahren, dass meine Eltern schlecht übereinander reden, und das schockiert mich.

Wie reagierst du, wenn du merkst, dass deine Mutter über deinen Vater schlecht spricht?
Lukas: Entweder sage ich nichts, oder ich frage sie, wie sie das jetzt gemeint hat.

Fühlst du dich von deiner Mutter ausgenutzt?
Lukas: Mein Bruder studiert in einer anderen Stadt. Meine Mutter hat einen neuen Freund und keine gute Beziehung mit ihren Eltern. Da bleibe ich als Gesprächspartner für sie. Als sich meine Eltern getrennt haben, war mein Bruder weit weg, und ich war zwischen den Fronten, ganz auf mich selbst gestellt.

Nun bist du die meiste Zeit mit deiner Mutter alleine und bleibst ihr Gesprächspartner.
Lukas: Ich bin „erste Stelle", auch wenn sie einen neuen Freund hat. Er ist ein netter Kerl und mag mich auch. Wir verstehen uns gut, und ich merke, wie er ihr gut tut.

Können wir sagen, dass du „als Familie" bei deiner Mutter geblieben bist?
Lukas: Eine Familie ist anders, als alleine mit der Mutter zu sein. Und das ist es, was mich am meisten traurig macht.

Was fehlt dir?

Lukas: Ich vermisse, dass die Leute, die ich gerne habe, die die Familie bilden, einfach da sind, wenn ich nach Hause komme.

Welche Auswirkungen hat das auf dich?
Lukas: Als mein Vater das Haus verlassen hatte und ich zurück nach Hause kam, hatte ich den Eindruck, dass das Haus leer ist, auch wenn meine Mutter da war. Ich habe mich ganz allein gefühlt.

Können wir sagen: Ein Thema ist die Leere, die jetzt da ist?
Lukas: Dadurch entsteht ganz schnell ein Gefühl des Verlassen-Seins. Immerhin finde ich in der Beziehung mit meiner Freundin ganz viel. Auch in ihrer Familie fühle ich mich wohl. Ich fühle mich wie ein Teil der Familie, und das hilft mir.

Ist deine Freundin mit dir in der Schule?
Lukas: In meiner Stufe. Wir sehen uns praktisch jeden Tag. Die Beziehung mit meiner Freundin füllt sehr viel von dieser Leere, die ich in meiner Familie im Augenblick erlebe.

Und was ist mit deiner Mutter?
Lukas: Die Zuneigung, die ich von meiner Freundin bekomme, ist anders als die von meiner Mutter. Die ist in der letzten Zeit stark unter Stress: der Umzug, ihre Arbeit, die vielen Unstimmigkeiten mit meinem Vater. Wir haben in der letzten Zeit darüber nicht gesprochen, weil es mir schwerfällt, über irgendetwas, was mit meinem Vater zu tun hat, zu reden.

Ist das auch ein Thema unserer Gespräche, dass du immer mehr in die Konflikte zwischen deinen Eltern einbezogen wirst?
Lukas: Durch das Reden belastet es mich, und ich mache mir um meine Eltern Sorgen. Da passiert es ganz schnell, dass ich in diese Rolle rutsche.

Das möchtest du nicht mehr. Ist das möglich?
Lukas: Da mein Bruder in dieser Ferienzeit bei uns zu Hause ist, habe ich ihm gesagt, dass ich mich verlassen fühle. Ich muss sagen, mein Bruder und ich haben in der letzten Zeit die beste

Beziehung, die wir bis jetzt gehabt haben. Früher war es anders. Er ist so in sich gekehrt. Ich bin im Gegenteil sehr spontan und mache oft nicht, was die Leute erwarten.
Früher ist die Zuneigung von mir ausgegangen, aber in der letzten Zeit habe ich ihm gesagt, dass ich diese Zuneigung von ihm brauche. Als er in dieser anderen Stadt angefangen hat zu studieren, haben wir uns geschrieben und er hat angefangen, sich für mich zu interessieren. Er hat sich um mich gekümmert.
Seit er da ist, haben wir angefangen, miteinander zu reden und dabei sehr viel gelacht und richtig Spaß gehabt. Früher haben wir auch Spaß gehabt, aber anders … Jetzt ist es vertrauter.

Du bekommst in dieser Zeit auch von deinem Bruder eine große Unterstützung.
Lukas: Ich muss mich dran gewöhnen. Ich merke, dass es hilft, aber es ist ungewohnt. Ich weiß nicht, ob diese Zuneigung absichtlich ist, weil er sie auch von mir braucht. Ich denke, es ist ein gegenseitiges Ding.

Könnte es sein, dass es für ihn eine Erleichterung ist, weit weg zu sein? Denkt er vielleicht, dass du seine Unterstützung brauchst?
Lukas: Er ist Realist. Er nimmt die Tatsachen wahr und geht am besten damit um. Ich bin anders. Ich will die Sache nicht wahrhaben, ich will sie nicht akzeptieren.

Ist es dein Thema, dass du die Trennung deiner Eltern nicht richtig akzeptieren kannst und dass die Familie nicht mehr präsent ist?
Lukas: Akzeptieren war vor einem halben Jahr das große Thema. Inzwischen kann ich mich langsam damit abfinden und versuche das Beste aus der Situation zu machen.

Wenn du einverstanden bist, würde ich dir jetzt eine erste Rückmeldung geben.
Lukas: Ja, klar.

Du sagst: „Ich komme mit der Trennungssituation nicht ganz klar, auch wenn es in der letzten Zeit ein bisschen anders geworden ist." In

meiner Vorstellung habe ich ein Bild. Ich habe den Eindruck, es ist ein Teil von dir. Ein Lukas wird von dieser Trennung handlungsunfähig gemacht.
Es gibt auch andere Teile von dir, „andere Lukas", die sehr aktiv sind. Die bemühen sich, ein eigenes Leben zu führen. Aus der Beziehung mit deiner Freundin holen sie sich viel Kraft, genauso aus der mit deinem Bruder. Um es einfacher zu machen, können wir alle diese Teile als aktive Seite bezeichnen, die es auch in kritischen Situationen schafft, vieles aufzubauen und Lösungen zu finden.
Wenn du einverstanden bist, können wir anfangen, uns mit diesen zwei Seiten zu beschäftigen: mit der einen Seite, die leidet, und mit der stärkeren Seite, die in dieser Zeit der anderen Kraft anbieten kann. Wenn du als Ganzes bedürftig wärst, wenn diese leidende Seite allein wäre, hättest du keine richtige Chance, dich zu entwickeln. Kannst du etwas mit diesen zwei Teilen anfangen?
Lukas: Ich kann mich mit denen identifizieren. Ich spüre sie in mir.

Es ist wie ein Pendel. Ich kann mir vorstellen, dass manchmal eine Seite mehr in den Vordergrund kommt und manchmal die andere. Wie du erzählt hast: Es passiert in den letzten drei Wochen, dass diese leidende Seite von deiner Mutter fast überfordert wird. Und diese Seite leidet auch, weil sie – im Gegensatz zu früher – in der Beziehung zu der Mutter nicht alles blind akzeptieren kann. Sie hat angefangen, sich zu beschweren. Bist du einverstanden, wenn wir bei diesen Bildern bleiben?
Lukas: Ja.

Können wir die andere Seite so definieren, dass sie in Richtung Selbstständigkeit geht?
Lukas: Auf jeden Fall.

Es ist die erwachsene Seite, die sich langsam von der Familie ablöst.
Lukas: Ich denke, sie sagt: „Es ist jetzt für dich genug." Das ist nicht im negativen Sinn gemeint. Nur, dass sie sich von dieser Problematik zwischen meinem Vater und meiner Mutter selber ein bisschen ablösen kann.

Es gefällt mir sehr, was du da sagst. Es ist nicht gegen deine Eltern. Es ist für deine natürliche Entwicklung. Jedes Kind geht irgendwann sei-

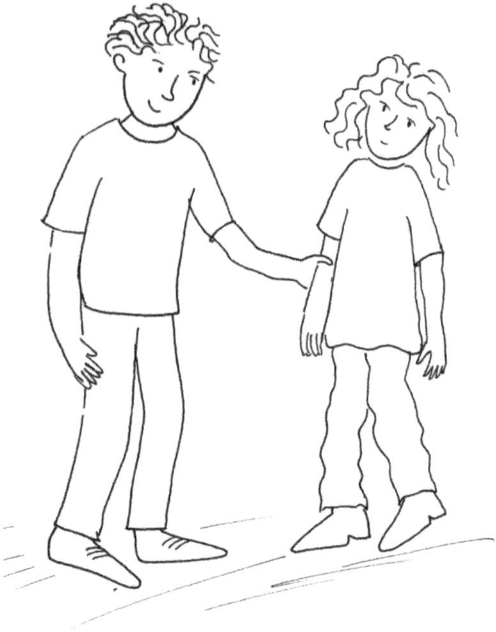

nen eigenen Weg. Und dann gibt es diese andere Seite, die leidet. Wie können wir sie nennen?
Lukas: Das ist die Seite, die vom Verhalten der anderen, die mir nahestehen, überwältigt ist.

Wenn wir uns fragen, ob es Bilder für diese Vorstellungen geben könnte … – Welche Gestalt hat dann diese bedürftige Seite? Könnte sie ein Tier oder auch ein „Lukas" sein?
Lukas: Ich würde auf jeden Fall sagen, dass es ein Lukas ist.

Was würdest du sagen, wie alt ist dieser Lukas?
Lukas: Jünger, als ich eigentlich bin.

Wie jung?
Lukas: Vielleicht 14.

Lukas: Richtig in der Pubertät?
Genau. Lukas in der Pubertät.

Bist du einverstanden, wenn wir den 14-Jährigen hier in diesen Raum einladen?
Lukas: Klar.

Wo sollte er Platz nehmen?
Lukas: Auf dem anderen Sessel.

Wie sieht er aus?
Lukas: Er ist einen Kopf kleiner als ich heute.

Wie ist er angezogen?
Lukas: Sweatshirt, schlabbrige Jeans, ausgetretene Schuhe.

Turnschuhe?
Lukas: Ja.

Welche Farbe?
Lukas: Bunt.

Die Frisur?
Lukas: Lange Locken. Strubblige Haare.

Auch eine Mütze, wie du sie heute trägst?
Lukas: Ja.

Wir machen das jetzt so: Diese bedürftige Seite, diesen Jungen, der jetzt da auf dem Sessel sitzt, hast du nicht mehr in dir. Was bei dir geblieben ist, ist der erwachsene Lukas, der in Richtung Selbstständigkeit geht, der sich ablösen möchte, der Partner einer Freundin ist, der ein Mann ist, der mit seinem Bruder keine Kinderbeziehung mehr hat, sondern eine Beziehung von Mann zu Mann. Könntest du dir vorstellen, dass du als erwachsener Lukas in Kontakt mit dem 14-jährigen Lukas im Sessel kommst, um ihn besser zu verstehen?
Lukas: Ich weiß nicht wie.

Das machen wir zusammen. Wie kannst du ihn begrüßen? Wir können beide in seine Richtung schauen und uns auf ihn konzentrieren.
Lukas: Es fällt mir schwer.

Wie würdest du dich vorstellen?
Lukas: „Ich bin Lukas. Und wer bist du?“

Es kann sein, dass er dich nicht kennt. Er weiß nicht, wie der Lukas mit 18 aussieht.
Lukas: In Ordnung. „Hallo Lukas, wie geht es dir?“

Er könnte denken: „Woher weißt du, dass ich Lukas heiße? Und du willst wissen, wie es mir geht? Wer bist du?“

Lukas: „Ich bin du in vier Jahren."

Was heißt das für ihn?
Lukas: Ungläubigkeit.

Dann denkt er: „Wenn ich dich so sehe, kann ich mir vorstellen, dass ich wirklich mit 18 so aussehe." Die Botschaft, die du ihm vermittelst, gibt ihm eine große Hoffnung: „Es gibt eine Zukunft." In der Pubertät ist es ein Thema, ob es eine Zukunft gibt und wie die aussieht.
Lukas: Auf jeden Fall.

Für ihn ist auch wichtig: „Der erwachsene Mann, der Lukas in vier Jahren, besucht mich, möchte mit mir in Kontakt kommen." Was denkst du, was das für ein Gefühl für ihn ist?
Lukas: Es ist schwer zu sagen. Es ist keine offene Reaktion.

Aber er ist überrascht.
Lukas: Ja, klar.

Es ist eine große Überraschung. Er denkt: „Was ist hier los? Der erwachsene Lukas möchte wissen, wie es mir geht." Es kann sein, dass er denkt: „Wie kommst du auf die Idee, mich zu treffen?"
Lukas: Das ist vielleicht die erste Frage, die er sich stellen würde. Es ist schwer, sich hineinzuversetzen.

Wir machen das zusammen. Nehmen wir an, er ist überrascht, dass der „Lukas in vier Jahren" ihn heute besucht. Und es ist eine positive Überraschung, weil … – wenn ihn jemand verstehen kann, dann sicher der Lukas in der Zukunft!
Lukas: Ja, sicher. Dann ich.

Du als „Lukas in vier Jahren" bist der Einzige, der ganz genau weiß, was ganz tief in ihm los ist. Auch wenn es andere gute Beziehungen gibt, können die anderen nur e t w a s davon wissen. Du dagegen kennst ihn ganz genau, und das spürt er.
Lukas: Es ist nicht nur eine Bekanntschaft.

Es kann natürlich sein, dass er nach diesen Überlegungen auch sagt:

„Du weißt, dass es mir nicht gut geht." Vielleicht kommt er mit der Frage: „Was denkst du: Was kann ich in der Situation machen? Kannst du mir helfen?"
Lukas: Selber machen kann er nicht viel.

Wie könntest du ihn unterstützen? Wo könnte ein Anfang sein?
Lukas: Mehr Vertrauen in andere Leute haben.

Es könnte sein, dass er mit 14 sagt: „Vertrauen ist eine gute Idee, aber es ist mir zu fremd. Das kenne ich nicht."
Lukas: Das kann ich verstehen.

Würdest du ihm das auch sagen?
Lukas: Na klar.

Solche Sätze sind sehr wichtig. Wenn du ihm sagst: „Ich kann dich verstehen", weiß er, dass du ihn wirklich verstehen kannst. Du bist er in der Zukunft. Nehmen wir an, du bringst dich noch mehr ins Spiel. Du könntest sagen: „Wir können anfangen mit Vertrauen unter uns; was du nicht kennst, kann ich dir anbieten. Deswegen bin ich da." Wäre das eine Idee?
Lukas: Er freut sich darüber, dass jemand ihn verstehen kann.

In dieser Begegnung mit dir als erwachsenem Lukas bekommt er schon einen Anfang von Vertrauen. Können wir uns einen schönen Platz für ihn vorstellen, wo er mit einem guten Gefühl bleiben kann?
Lukas: Ein Platz an den Weinbergen, an einem Denkmal.

Denkst du, es wäre gut, dass er alleine da bleibt, oder es wäre besser, wenn er jemanden oder etwas dabei hätte? Es könnte ein Tier sein, eine liebe Oma?
Lukas: Er hat sicher zwei bestimmte Freunde gerne dabei.

Wie kannst du dich von ihm verabschieden? Gibst du ihm die Hand?
Lukas: Er bekommt auf jeden Fall eine Umarmung.

Spürt er Vertrauen?

Lukas: Ja.

Sagst du ihm, dass ihr euch wiedersehen werdet?
Lukas: Auf jeden Fall.

Wie ist es für dich im Augenblick?
Lukas: Ungewohnt, weil ich mich damit noch nicht beschäftigt habe, ich das aber gerne gemacht hätte.

Könntest du dir vorstellen, wenn Situationen in der nächsten Zeit kommen, in denen du den Eindruck hast, dass du dich wie ein 14-Jähriger verhalten könntest, dass du einen inneren Dialog mit ihm anfängst? Etwa so: „Du bist jetzt da, sag mir, was du brauchst. Ich lasse dich nicht allein.“
Lukas: Ich könnte sagen: „Ich stehe dir zu Seite.“

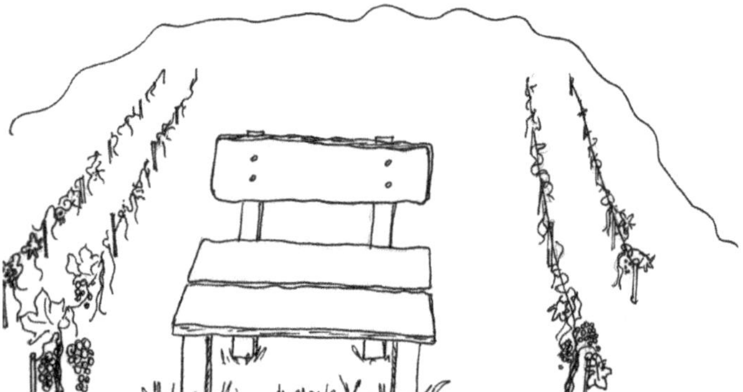

Lukas erzählt:

Ein Gespräch, das war es. Coaching vorbei. Das war superinteressant. Am Anfang ist mir das unheimlich schwergefallen. Ich habe versucht, mir das bildlich vorzustellen. Aber vor allem in der Schule kam es zu Situationen, in denen ich wie ein kleinerer Lukas dastand. Dann habe ich ein Gespräch mit dem 14-Jährigen angefangen, um ihn zu unterstützen. Da waren wir zu zweit unterwegs mit einer total anderen Energie. Ich kam mir schon ein wenig schizophren vor. Mit der Zeit hat das aber ganz gut geklappt. Seitdem mache ich das immer mal wieder.

Ich bin jemand, der sich gerne über Menschen aufregt. Vor allem über Lehrer. Es gibt ein paar Lehrer in der Schule, deren Vorgehensweise ich sehr kritisch sehe. Vor allem, wenn sie sich einzelne Leute herauspicken und fertigmachen, ohne Grund. Bei mir kommt es vor, dass ich einmal pro Jahr meine Meinung sage, egal, wer da sonst noch vor mir steht. Da war so eine Situation: Da war der Lukas vor vier Jahren da. Dadurch, dass er da war, merkte ich, dass uns das nicht gut tut, wenn ich jetzt meine Meinung sage. Danach ging es mir richtig gut.
Was soll ich über mein Coaching sagen? Es ist schon hilfreich, jemanden zu finden, der einen nicht kennt. Einen Coach. Der weiß nicht, was war. Klar hast du so einen Schutzinstinkt vor fremden Menschen. Aber ich war eigentlich immer schon ein offener Typ; ich gehe gerne auf Leute zu.
Der Coach ist komplett neutral. Er hat mir ziemlich viel Klarheit im Kopf geschaffen. Er hat das ganze Chaos ein Stück weit sortiert. In so einer Situation bist du sehr durcheinander. Du weißt nicht, wie du das Ganze schaffen sollst. Was ist wichtig? Was ist weniger wichtig? Wie sollst du reagieren? Wie sollst du etwas einschätzen? Er hat mir geholfen, das Chaos in meinem Kopf zu ordnen.
Weil man selber denkt, man braucht es nicht. Weil man denkt, man schafft es alleine, deshalb gibt es diese Angst vor diesem Schritt, sich Hilfe zu holen. Ich dachte mir, einen Versuch ist es wert. Und dieses Gefühl hat mir geholfen, die Angst zu überwinden und zu einer fremden Person zu gehen.

Lukas kommt wieder zum Coaching. Er hat ein Wirtschaftsinformatik-Studium angefangen und abgebrochen. Derzeit liebäugelt er mit einer Ausbildung als Holzbearbeitungsmechaniker. Seit nahezu vier Jahren hat er eine feste Beziehung. Nun braucht er jemanden zum Reden.

Lukas im Gespräch mit dem Coach

Lukas: Mein Vater ist tot. Ich habe das Bedürfnis, mit jemandem über meine Trauer zu sprechen.

Coach: Wie sieht diese Trauer aus?
Lukas: Ein starkes Vermissen auf jeden Fall.

Was vermisst du?
Lukas: Meinen Vater. Einfach ihn, die Person. Seine Anwesenheit. Als meine Eltern sich getrennt haben, war ich zu jung. Ich habe mich nicht getraut, ihn zu fragen, mit ihm darüber zu reden. Dann bin ich im Sommer weggefahren und habe gedacht: Wenn ich zurückkomme, rede ich mit ihm. Und genau in der Zeit ist er verstorben.

Was wolltest du ihm sagen?
Lukas: Ich habe ihm nicht die Aufmerksamkeit geschenkt, die ich ihm schenken wollte. Als 17-Jähriger wusste ich nicht, wie ich mit der Trennung meiner Eltern umgehen sollte. Das hat mich viel Kraft gekostet. Ich wollte das nicht wahrhaben und hatte viele Ängste. Als es ihm und meiner Mutter so schlecht ging, habe ich im Geheimen gedacht, jemand wird sterben. Und trotz dieser Gedanken habe ich nicht die Kraft bekommen, mit ihm zu reden. Deswegen mache ich mir viele Vorwürfe.

Es sind viele Komponenten da: Vermissen, Traurigkeit, Vorwürfe ...
Lukas: ... und Wut. Nicht nur auf den Papa, auch auf die Mama. Wie kommt ihr überhaupt dahin? Warum habt ihr mich nicht teilhaben lassen? Aus dem Nichts ist die Trennung da. Ich habe davor nichts mitbekommen. Er ist ausgezogen, und die heile

Welt war kaputt. Deswegen bin ich auch sauer. Klar, ich war jung, aber das ist kein Grund, uns nichts zu sagen. Und heute bin ich vor allem auf meinen Vater sauer: „Dir geht es da oben gut. Du hast dich aus dem Staub gemacht und hast mich in Stich gelassen." Ich finde das verantwortungslos. Ich hatte noch so viel offen mit ihm. Hätte ich ein paar Gespräche mit ihm gehabt, würde es mir heute besser gehen. Natürlich spreche ich oft mit ihm in dieser Zeit, auch am Grab.

Was passiert in solchen Gesprächen?
Lukas: Ich erzähle ihm alles, was ich mache, von meinem Alltag, von meinen Gedanken. Und in Gedanken schreie ich ihn an, bin sauer auf ihn. Genau wie ich mit der Mama sauer bin, aber die steht ja vor mir. Ich kann mit ihr sprechen.
Es gibt jedenfalls keinen Tag, an dem ich nicht mit meinem Vater beschäftigt bin. Einmal rede ich ruhig mit ihm. Ein anderes Mal bin ich sauer. Oder ich sage: „Schau mal, was ich mache. Du kannst stolz sein." Sehr viel, was ich mache, mache ich für ihn. Zur Bewerbung für mein Studium habe ich einen Film gedreht, der vom Vermissen und von Abschied handelt. Einmal ist es Thema zwischen zwei Freunden und einmal zwischen Vater und Sohn. Oft dachte ich damals: „Papa, das habe ich für dich gemacht." Oder bei der nächsten Ausbildung als Schreiner, da dachte ich: „Papa, das würde dir viel Spaß machen." Vielleicht nicht: „Das mache ich für dich", sondern eher: „Das machen wir gemeinsam."
Im Geist mache ich so viel mit ihm, was ich, bevor er gestorben ist, nicht gemacht habe. Das ist für mich ein „Hand-in-Hand-Gehen", irgendwie. Es ist kein Rechtfertigen vor ihm, es ist eher ein: „Ich nehme dich mit!"

Bekommst du etwas von ihm zu hören? Antworten?
Lukas: Schon, etwa bei Entscheidungsfragen. In den Semesterferien durfte ich als Betreuer zu einer Freizeitveranstaltung, die ich im vergangenen Jahr als angenehm empfunden hatte. An dem Tag war ich mit dem Fahrrad unterwegs und es ging mir sehr schlecht. Plötzlich bin ich im Wald stehen geblieben. Ich hatte den Eindruck, er würde mir sagen: „Fahr nicht hin." Ich

war unsicher. Ich wusste, wenn ich zu Hause bleibe, versinke ich in meinen Gedanken, weil ich nichts zu tun habe. Aber es war genau das Richtige: Ich hatte viel Zeit, um mit meiner Mutter zu sprechen. Wir konnten uns aussprechen. Das hätte ich später nicht mehr so intensiv machen können.
Oder jetzt: Ich breche vielleicht mein Studium ab. Das ist etwas, was er auch gemacht hätte. Seine Einstellung war: „Du musst etwas machen, was dich glücklich macht." Andere planen lange vorher, wenn sie ans Meer fahren. Bei ihm war das anders: „Das machen wir jetzt, weil wir Bock haben!"

Was fehlt dir noch an ihm?
Lukas: Körperliche Nähe, glaube ich. Als ich ein kleines Kind war, haben wir sehr viel miteinander gekabbelt. Oder später seine Umarmungen. Das hat uns beiden sehr gut getan. Bei meiner Mutter hole ich mir das jetzt. Ich umarme sie viel.
Was ich bei meinem Vater nicht vermisse, sind die Gespräche; denn vielleicht war da Alkohol im Spiel: Wann war er da nüchtern, wann nicht?

Dies waren Gespräche zu dritt.
Lukas: Genau. Aber das macht mich traurig, richtig traurig.

Kannst du dich an unser Gespräch erinnern, das wir vor einiger Zeit gehabt haben?
Lukas: Ich denke schon.

Am Ende war außer uns noch jemand da.
Lukas: Auf dem Weg hierher ist mir sehr viel zurückgekommen.

Ich merke bei dem Gespräch heute, dass du nicht als einziges Wesen da bist: Es gibt den Pubertierenden vom letzten Gespräch, den Studenten-Lukas, den Handwerker-Lukas, den Kunst-Lukas, den alternativen Lukas, den Kritisch-gegenüber-seiner-Mutter-Lukas. Auch in der neuen Beziehung mit deinem Vater sind mehrere Lukas da. Der Lukas, der traurig ist, der Körperkontakte vermisst, der ihm Vorwürfe macht und der unsicher ist. Diese Unsicherheit ist verständlich. Sie hat sehr viel mit dem schnellen Lernprozess und der

Entwicklung deines Lebens in den letzten zwei, drei Jahren zu tun. Was hältst du davon, wenn wir uns mit diesem unsicheren Lukas beschäftigen?
Lukas: Gerne.

Wo können wir ihn einladen, Platz zu nehmen?
Lukas: Hier ganz nah bei mir.

Was denkst du, wie alt ist er?
Lukas: 18 1/2 würde ich sagen.

Was war in deinem Leben mit 18 ½?
Lukas: Ich war in Ferien in Skandinavien. Da ist mein Vater gestorben. Aber nicht nur. Ich hatte gerade das Abitur geschafft, wusste, wohin es gerade ging, aber mehr auch nicht. Und die zwei Freunde, mit denen ich in Ferien war, wussten genauso wenig, was sie wollten.

Typische Zeiten nach dem Abitur voller Unsicherheit. Zurück zu uns. Wie ist dieser unsichere Lukas angezogen?
Lukas: Nicht viel anders. Längere Haare.

Was heißt das für dich, wenn du ihn mit längeren Haaren siehst?
Lukas: Es war einfach, um etwas ausprobieren, denke ich. Er wollte das schon in der Schulzeit ausprobieren. Nur war da schnell der Gedanke: Was werden wohl die anderen darüber denken? In den Ferien nach dem Abitur denkt er: Mach einfach mal!

Ich möchte dich einladen – dich ohne diese unsichere Seite –, in Kontakt mit ihm zu kommen. Du kannst dich vielleicht zuerst vorstellen, weil er wahrscheinlich nicht weiß, wer du bist.
Lukas: Ich weiß nicht wie.

Du könntest am Anfang „Hallo" sagen. Es kann sein, dass er überrascht in deine Richtung schaut und fragt: „Hast du etwas mit mir zu tun?"
Lukas: Ich denke, ich kann für dich ein Vorbild sein.

Möglicherweise antwortet er: „Ich bin ziemlich durcheinander. Ich hätte gerne ein Vorbild, aber warum du?“
Lukas: Ich denke, er sieht die Sache nicht so kritisch.

Das war meine Interpretation, aber ich kenne ihn nicht. Du kennst ihn.
Lukas: Er würde einfach sagen: „Dann erzähl mir was von dir.“

Was könntest du ihm erzählen?
Lukas: Auch als Erwachsener würde ich anfangen, zu stolpern. „Ich weiß nicht, was ich dir erzählen kann.“

Du sagst „Erwachsener“. Spürt er, dass der erwachsene Lukas da ist?
Lukas: Ja. Aber wie ein großer Bruder.

Was für eine Auswirkung hat das?
Lukas: Mit einem großen Bruder kann er etwas anfangen.

Was heißt das für ihn?
Lukas: Vorbild. Und Vertrauen. Und Rat. Und Sicherheit. Natürlich ist es nicht immer so.

Zum Glück. Einen Supermann als Vorbild könnte er wahrscheinlich nie erreichen. Aber er erlebt dich ehrlich. Was heißt das für ihn?
Lukas: Es tut ihm gut.

Er denkt zum Erwachsen-Werden: „Auch wenn es im Augenblick noch nicht so ist, ist es möglich. Ich kann das erreichen.“ Was meinst du, was wäre eine seiner ersten Fragen an dich?
Lukas: Vielleicht: „Was soll ich jetzt machen?“ Und in Bezug auf den Tod meines Vaters: „Warum jetzt und nicht zwei Wochen später?“
Ich könnte antworten: „Es ist jetzt der beste Zeitpunkt. Du bist hier vielleicht am schönsten Platz der Welt vor dem See und hast Zeit dafür.“

Hat er noch Fragen?
Lukas: „Wo führst du mich hin?“ Ich würde antworten: „Mach mal, wozu du Bock hast.“

Wie reagiert er?
Lukas: Er freut sich drüber. Ich würde ihm auch sagen, er solle keine Rücksicht auf andere nehmen, sondern mehr auf sich selbst gucken. Und: „Nimm dir Zeit."

Das ist richtig frische Luft für ihn. Du gibst ihm Sauerstoff. Und wo sollte er Platz finden?
Lukas: Wir lassen ihn da, wo er ist, auf den Steinen direkt am Meer. Und er bleibt nicht allein. Er bekommt regelmäßig Besuch. Ich werde ihn auch besuchen, und darüber freut er sich ganz besonders. Dann sage ich ihm: „Schöne Tage! Und genieß das in vollen Zügen!"

Ich möchte dich einladen, wenn du in den nächsten Tagen spürst, dass dieser unsichere Lukas da ist, dass du dann in Kontakt mit ihm bleibst und ihn zurück nach Skandinavien begleitest. Dabei kannst du erfahren, was er braucht und welche Bedürfnisse er hat, natürlich auf die konkrete Situation bezogen.
Du kannst eine neue Strategie entwickeln, um grundsätzlich mit Unsicherheit umzugehen. Nicht warten, bis Unsicherheiten dich unbeweglich machen, sondern aktiv werden und durch diese Kontakte mit dem unsicheren Lukas Alternativen finden.
Lukas: Das ist nicht einfach.

Könntest du dir vorstellen, einen Gegenstand in deiner rechten Hosentasche zu tragen, etwa einen kleinen Stein? Wenn Unsicherheit da ist, kannst du ihn nehmen und in die linke Tasche tun, damit es dir bewusster wird. Und dann kannst du den Prozess mit dem unsicheren Lukas anfangen. Wenn du denkst, dass es geklärt ist und er auf seinem Platz zurück ist, kannst du dieses Symbol wieder rechts tragen. Das kann eine Hilfe sein, aktiv zu werden und den Prozess in Gang zu bringen, statt passiv zu ertragen, was da passiert.
Lukas: Das kann ich mir sehr gut vorstellen. Das ist etwas Konkretes, da hab ich etwas in der Hand. Ich werde etwas Passendes als Symbol finden. Das ist etwas für mich; es gibt mir ein gutes Gefühl. Im Augenblick fühle ich mich entspannter und mit neuer Energie.

„Neue Netzwerke bauen“
Nachgefragt beim Coach

Frage: Unter Hypnose verstehen viele, dass man zu einem Coach geht; der pendelt ein wenig und man schläft ein. In diesem Zustand wird der Coach aktiv und es passiert etwas wie von Zauberhand.
Coach: Einige Klienten kommen mit dieser Vorstellung. Die möchten von mir hören: „Machen Sie die Augen zu; ich erledige den Rest und löse Ihr Problem.“ Das ist zwar ihr Wunsch, doch das kann ich ihnen wie gesagt nicht anbieten. Also stecke ich in einer Zwickmühle. Und das sage ich ihnen auch.

Warum ist das mit der „Zauberhand“ nicht möglich?
Coach: Jede Hypnose ist eine Selbsthypnose. Jedes lebendige System ist autonom.
Autonom heißt: Ich kann dieses System als Coach beeinflussen, aber letztendlich bleibt jede Person selbstständig und verantwortlich. Nur sie kann wirklich etwas bewegen. Wenn die Person nicht möchte, kannst du als Coach alles Mögliche machen, und es passiert gar nichts. Denn – wie gesagt – wir sind autonome Systeme.

Das heißt, wir machen, was wir wollen?
Coach: Nehmen wir ein Beispiel, das auch Gunther Schmidt immer wieder verwendet: ein Auto. Dieses Auto springt nicht an. Du kannst mit dem Auto empathisch sprechen, es streicheln und lieb zu ihm sein. Davon wird es wahrscheinlich nicht anspringen. Was bleibt, ist die Möglichkeit, Ursachen zu erforschen. Wenn du die Ursachen gefunden hast, arbeitest du daran und änderst sie. Wenn etwa eine Zündkerze kaputt ist, muss sie gewechselt werden.

Wir sind aber keine Maschine.
Coach: Natürlich nicht. Als Coach kann ich eben nicht einfach eine Zündkerze austauschen. Viele Klienten kommen und sagen: „Heute geht es mir schlecht, weil ich in der Kindheit das und das erlebt habe.“ Das ist wieder eine Zwickmühle für mich, was ich auch offen anspreche: „Wären Sie ein Auto, könnte ich

die Zündkerze ‚Kindheit' tauschen, und alles würde funktionieren."
Die Klienten aber sind autonom; wir kennen die Ursachen für das Problem höchstens ganz vage. Denn diese Ursachen liegen ja oft in der Kindheit, in Problemen aus dieser Zeit. Nun können wir aber die Vergangenheit nicht ändern, um zu einer Verbesserung zu kommen.
Die Methode, nach der ich arbeite, zielt darauf ab, die Gegenwart zu gestalten. Und zwar – wie schon mehrfach gesagt – in einer Weise, dass der Klient zu dem, was in seiner Kindheit passiert ist, hier und jetzt eine Beziehung bekommt: Er lernt, eine Beziehung dazu aufzubauen.
Als Coach begleite ich meine Klienten in diesem Prozess, eine Beziehung herzustellen, die ihren Bezug zu den Geschehnissen von früher verändert.
Ein Mensch ist immer ein autonomes System. Wir können heute diesem autonomen System eine Gestalt geben. Dieses „Gestalt-Geben" ist genau das, was in den Gesprächen mit den Klienten passiert.

Was ist in diesem Kontext dann „Hypnose"?
Coach: Eine Fokussierung der Aufmerksamkeit. Eine Klientin sagt: „Ich fühle mich depressiv. Mein Leben ist Depression." Der Fokus ist: „Ich bin depressiv." Die Aufmerksamkeit geht ausschließlich in diese Richtung. Ich lenke, wenn es angebracht ist, den Fokus der Aufmerksamkeit in eine andere Richtung.
Es gibt Schulen der „positiven Philosophie" und rein lösungsorientierte Ansätze, in denen Probleme möglichst ausgeklammert werden. Steve de Shazar, ein Vertreter der „positiven Philosophie", sagt: „Problem talking brings problems" – Reden über Probleme schafft Probleme.
Gunter Schmidt und die hypnosystemische Therapie setzen anders an. Sie ziehen beide Seiten in Betracht: das Problem *und* die Lösung. Natürlich spreche ich mit meinen Klienten über ein Problem. Das ist aber nicht das Entscheidende. Entscheidend ist, welche Beziehung ein Klient selbst zu seinem Problem hat bzw. findet. Diese persönliche Beziehung dazu spielt

die zentrale Rolle. Natürlich reden wir über das Problem, die Frage ist nur: Wie reden wir darüber?

Was meinen Sie genau?
Coach: Wenn jemand mit einer negativen Diagnose kommt, ist die Beziehung zu seinem Problem in der Regel dadurch geprägt, dass dieses Problem in seinen Augen riesig ist. Er erlebt sich schnell als ohnmächtig und klein. Das Problem hat ihn im Griff: Das beschreibt die Beziehung, die er dazu hat.
Wenn ich dieser Beziehung eine andere Dimension gebe, indem ich den Klienten seine Ressourcen in den Blick nehmen lasse, verändert er seine Beziehung zu seinem Problem. Und dann spricht er auch anders darüber.

Können wir zur Veranschaulichung ein Beispiel aus dem Sport nehmen? Ich denke an einen Fußballspieler; er ist der schnellste in der ganzen Mannschaft. Wenn er den Ball bekommt, rennt er damit so schnell er kann Richtung Tor. Er sieht nicht nach rechts. Er sieht nicht nach links. Er läuft auf einen Gegenspieler auf, der ihm den Ball abnimmt. Dann liegt er am Boden und ärgert sich. Was kann dieser Spieler ändern?
Coach: Die moderne Hirnforschung lehrt uns, dass bestimmte Verhaltensweisen oder auch Situationen im Gehirn Spuren hinterlassen. Wenn bestimmte Gehirnzellen gefeuert haben, und diese Zellen haben ein Netzwerk gebildet – eine Synapse, dann ist das Netzwerk sofort wieder da, sobald – selbst auf einer unbewussten Seite – etwas in diese Richtung läuft – ein entsprechender Geruch, ein Geräusch … Wenn so ein Netzwerk entstanden ist, hast du das in deinem Gehirn gespeichert.

Verstehe ich das richtig: Sobald dieser Fußballspieler den Ball zwischen den Füßen hat, kommt der Mechanismus in Gang, und er rennt nach vorn? Weil das so vernetzt ist …
Coach: Wichtig wäre, ihm zu sagen: „Das ist das, was du kennst: Du nimmst den Ball und rennst nach vorn. Das läuft auf einer unbewussten Ebene. Es läuft einfach. Es ist wie ein Automatismus. In deinem Gehirn ist das gewissermaßen programmiert: Geradeaus heißt geradeaus, egal, was rechts oder links passiert."

Interessant wäre es, neue Netzwerke aufzubauen.
Coach: Zuerst ist es wichtig, anzuerkennen, dass er mit dieser Art, Fußball zu spielen, in vielen Situationen einen wichtigen Beitrag zum Spiel der Mannschaft leistet.

Doch für die gegnerische Mannschaft ist das relativ schnell zu durchschauen …
Coach: Deshalb kann man ihn dann fragen: „Was denkst du, was könnte dir helfen, eine Alternative zu entdecken? Wie könntest du es hinbekommen, in solchen Spielsituationen auch mal nach rechts und links zu schauen?"

Damit stabile neue Netzwerke entstehen, braucht er „Brücken" …
Coach: Ja, gerade zu Beginn kann es passieren, dass der Spieler schnell wieder auf das alte System zurückgreift, denn das ist stabiler. Wichtig ist die Frage: „Was könnte dir helfen?" Er sollte das für sich herausfinden. Zum Beispiel könnte er sich selber einen bestimmten Satz sagen. Oder er wählt sich aus Vorschlägen, die man ihm macht, etwas für sich aus: „Sobald der Ball kommt, könntest du dir im Kopf sagen: ‚Rechts! Links!' Oder: Kommt der Ball, machst du eine Geste, ballst deine Faust und sagst dir: ‚Ich bin nicht der einzige Spieler meiner Mannschaft, da sind noch zehn andere!'" So kann eine Vernetzung entstehen: Der Ball kommt – „Rechts! Links!" Oder: Ball kommt – „Zehn Mitspieler!" Mit solchen „Kniffen" oder Bildern im Kopf wird er auch andere Varianten realisieren. Ähnlich wie die Klienten, von denen hier die Rede war …

Böser Wolf und Wunder-Frage

Eine kollegiale Supervision

Brigitte Ewen, Elisabeth Wirth und Heidi Rommelrath arbeiten alle im psychotherapeutischen Bereich mit eigener Praxis. Der hypnosystemische Ansatz spielt dabei eine wichtige Rolle. Seit mehr als zwei Jahrzehnten treffen sie sich mit Antonio De Stefano monatlich zu einer kollegialen Supervision. Hubert Schulze Hobeling hat sie interviewt.

Antonio De Stefano: Wenn ich einen meiner Fälle bespreche, möchte ich mit Leuten darüber reden, von denen ich weiß, dass sie genauso wie ich arbeiten.

Frage: Was fasziniert Sie an der hypnosystemischen Therapie?

Brigitte Ewen: Zum einen ist da mein Menschenbild: Das finde ich dort am ehesten vertreten, weil es darum geht, Menschen wertzuschätzen, wie sie sind, und zu sehen: Was bringen sie mit – an Ressourcen, an Stärken, an Fähigkeiten? Und ihnen das auch bewusst zu machen.

Heidi Rommelrath: Ich bin nicht die Behandlerin, die alles weiß und dann sagt – so ist zumindest meine Vorstellung von Fachfrauen: „Folgen Sie mir. Ich erkläre Ihnen die Welt und deute sie Ihnen."

Frage: Sondern?

Elisabeth Wirth: Wir sind mehr Partner in der Begleitung über einen gewissen Zeitraum. Da ist etwas Gleichberechtigtes, und das spüren die Klienten auch.

Frage: Dass sie ernst genommen werden?

Elisabeth Wirth: Dass wir sie so nehmen, wie sie sind. Wie ich sie sehe – das ist immer nur ein Ausschnitt von ihnen –, das hat viel mit meiner Haltung den Menschen und dem Leben gegenüber zu tun. Und die finde ich in der hypnosystemischen Arbeit wieder: lösungsorientiert, ressourcenorientiert zu schauen und mit den Klienten zusammen auf die Suche zu gehen.

Brigitte Ewen: Das „Klassische" ist ja mehr so: Du brauchst immer eine Diagnose, und die lautet: Du bist krank und hast Defizite. Bestenfalls finden wir zum Beispiel heraus, dass du im Alter von drei Jahren dies und jenes nicht bekommen hast … Klassisches Schema, sage ich mal.

Frage: Ihr Ansatz ist anders. Sie wollen mit dem Klienten Perspektiven entwickeln?

Heidi Rommelrath: Ich frage ihn zum Beispiel: „Was ist Ihre Vorstellung von einem besseren Leben?" Es ist eine sehr kreative Arbeit. Es gibt vieles an Möglichkeiten, die einander nicht ausschließen, sondern ergänzen können.

Brigitte Ewen: Wir legen besonderen Wert darauf, Menschen nicht zu etikettieren.

Elisabeth Wirth: Der Mensch ist ja ein soziales Wesen. Wir sitzen in einem Boot, auch ich als Therapeutin. Ich nehme mich bewusst mit hinein ins Boot, um dann in der Zusammenarbeit mit dem Klienten Muster zu entdecken, die sich wiederholen, Geschichten zu hören, zu erfinden, mit Klienten umzuschreiben … – das ist sehr vielfältig.

Brigitte Ewen: Es erlaubt einem Humor, es erlaubt einem, ehrlich zu sein, sich selber gegenüber gut zu sein. Das hat viele gute Facetten.

Frage: Warum treffen sie sich nach über 20 Jahren Supervision immer noch?

Heidi Rommelrath: Auch, weil sich alles verändert. Wir überlegen zum Beispiel, welche Fortbildungen interessant sein könnten, welche wir gemeinsam besuchen wollen. Oder einer, der eine Fortbildung besucht hat, berichtet darüber, weil er möchte, dass auch die anderen davon profitieren.

Antonio De Stefano: Die Kolleginnen haben sehr viele Facetten meines Lebens mitbekommen und umgekehrt. Da ist eine große Vertrautheit gewachsen. Aber es ist auch immer noch etwas Experimentelles dabei: Wir probieren aus, wir bekommen oder geben neue Anregungen und Ideen. Das entspricht der Art, wie wir arbeiten.

Brigitte Ewen: Wir wollen keine Festschreibung auf Etiketten, Symptome, bestimmte „Schlüssel", sondern fragen: Wo liegt das Potenzial? Wo sind die Ressourcen? Was kann jemand, obwohl es ihm so schlecht geht, trotzdem gut hinkriegen? Wie kann er sich entwickeln?

Elisabeth Wirth: Das ist eine Sichtweise, oft bei vielen Klienten in den ersten Stunden fast so etwas wie einen Wunder-Effekt auslöst. Wenn sie ihren Blick wenden und sehen, was sie trotz all ihrer Einschränkungen, Defizite und Leidenserlebnisse alles noch hinbekommen, ermöglicht das ein ganz neues Erleben.

Antonio De Stefano: Die Art, wie wir hier miteinander umgehen, also ressourcenfördernd, Neues ausprobierend, kreative Ideen entwickelnd, spiegelt sich in der Arbeit mit den Klienten wider.

Elisabeth Wirth: Ich arbeite in einem „Kassensystem". Da muss ich Diagnosen stellen. Da geht es um Störungen. Wenn ich meine Gutachten schreibe, muss ich die entsprechend formulieren, damit ich eine Verlängerung beantragen kann. In den Berichten geht es nicht um die Ressourcen der Leute. Denn dann – so die gängige Denke – könnte man ja fragen, ob sie überhaupt eine Therapie brauchen. Folglich muss ich ständig von Konflikten und Defiziten schreiben. Da gibt es anerkannte tiefenpsychologische Richtlinien. Da tut der Gegenpol in dieser Gruppe gut. Ihr helft mir, dass mein Blick auf die Ressourcen meiner Patienten mir immer erhalten bleibt.

Frage: Wie ist denn die Arbeit im „Kassensystem" mit diesem primär ressourcenorientierten Ansatz kombinierbar?

Brigitte Ewen: Das ist eine Gratwanderung.

Frage: Worum geht es bei dem hypnosystemischen Ansatz im Kern? Was ist Ihnen dabei wichtig?

Heidi Rommelrath: Aus meiner Sicht ist wichtig, dass es ein narrativer Ansatz ist. Es geht da viel um Geschichten. Geschichten, die die Menschen mitbringen. Sie haben ja eine eigene Geschichte, und die erzählen sie sich permanent. Da findet fortlaufend eine Art Selbsthypnose statt.

Brigitte Ewen: Und sie erzählen sich oft viel mehr über ihre Ängste und ihre Leiden als über anderes. In dem hypnotherapeutischen Setting geht es viel mehr darum, dass die Geschichte neu geschrieben wird, dass sie neue Wendungen bekommt, indem man „um die Ecke biegt" oder „in die Zukunft reist".

Elisabeth Wirth: Da gibt es die sogenannte Wunder-Frage. Es geht viel darum, dass wir die Saat für Neues legen.

Frage: „Wunder-Frage"?

Antonio De Stefano: Wir stellen uns vor, in der Nacht wäre ein Wunder passiert. Du schläfst und hast es nicht mitbekommen. Das, was dir zu schaffen macht, ist weg! Irgendwann am nächsten Morgen würdest du es bemerken; die Frage ist wann: noch im Bett mit geschlossenen Augen? Im Badezimmer beim Zähneputzen? Oder später?

Elisabeth Wirth: Inhaltlich geht es in der Wunder-Frage natürlich um das, was Klienten an Leid oder Sorgen haben, und um den ersehnten Zustand.

Brigitte Ewen: Ein Beispiel. Jemand ist sehr unter Druck. Angenommen, in der Nacht passiert das Wunder, dass er sich entspannt, dann würden wir fragen: „Woran würden Sie das merken? Was wäre anders? Und wie würde sich das anfühlen?"

Heidi Rommelrath: Von Schulkindern weiß man, dass sie gern aus dem Fenster schauen und „tagträumen". Werden sie gerufen, hören sie nicht mal ihren Namen. Aber so sind wir Erwachsene ja auch häufig unterwegs, in irgendeiner Art von Trance.

Antonio De Stefano: Wir denken über irgendetwas nach, was vergangen ist. Oder wir nehmen irgendetwas vorweg, was kommt, was uns freuen oder auch erschrecken könnte. Meistens – und das ist bei unserer Klientel so – steht die Problem-Trance im Vordergrund: Was habe ich vermasselt? Wofür schäme ich mich? Was habe ich nicht hingekriegt? Wo habe ich versagt? Was liegt vor mir liegt? Wovor habe ich Angst? Und so weiter: Es ist häufig wie ein lautloser Gleitflug über Vergangenheit und Zukunft. Wir sind ganz wenig im Hier und Jetzt.

Elisabeth Wirth: Wir knüpfen bei dem an, was jeder tut: sich in einer Art Tag-Trance in der Vergangenheit oder Zukunft zu bewegen. Und wir versuchen, die Vorzeichen zu verändern. Also aus dieser Problem-Trance – „Was habe ich vermasselt? Wo habe ich mich wieder blöd benommen? Wie peinlich war ich?" – in eine lösungsorientiertere Trance zu kommen.

Antonio De Stefano: Diesen Trance-Zustand kennt jeder, der im Bus sitzt und aus dem Fenster schaut. Jeder bringt die Fähigkeit mit, sich auf solche Gedankenreisen einzulassen.

Brigitte Ewen: Um aus der Problem-Trance in eine Lösungs-Trance zu kommen, kann die Wunder-Frage sehr hilfreich sein. „Stell dir einfach mal vor, der gewünschte Zustand ist da, egal wie das jetzt gekommen ist ... Wie sieht das Leben dann aus? Wenn ich Mäuschen spielen würde in deiner Wohnung, hinter dem Vorhang, was würde ich da sehen? Was würden deine Kinder da sehen? Woran würden die Kollegen am Arbeitsplatz es merken? Das Wunder ist geschehen, die Lösung ist da ... Wie fühlt sich das an?" Wenn jemand auf diese Gedankenreise geht, ist die Wahrnehmung eine ganz andere.

Elisabeth Wirth: Die Klienten bekommen in der Regel Lust darauf, das umzusetzen. Daran sieht man, dass sie die Lösung schon längst in sich tragen. Die müssen wir ihnen nicht erst erzählen, die ist schon da. Die entwickeln sie förmlich.

Heidi Rommelrath: Das Wichtigste für mich ist immer wieder, Hoffnung vermitteln zu können. Das schwingt für mich bei diesem hypnosystemischen Ansatz am meisten mit. Kindheit zum Beispiel ist kein Schicksal.

Elisabeth Wirth: Kleines Beispiel von gestern. Klient: Straßenbahnfahrer, ganz einfacher Mann. Immer wieder schwere depressive Episoden. Er weiß inzwischen, die werden immer kürzer und nicht mehr ganz so schlimm sein wie am Anfang. Er hat geweint. Das ist ja schon mal gut. Denn wer weint, der ist nicht absolut depressiv.
Fünf Minuten vor dem eigentlichen Schluss habe ich ihm gesagt: „Eigentlich müssten Sie mir mal zu Borussia Mönchengladbach gratulieren." Er weiß, dass ich Borussia-Fan bin. Da lacht er und sagt: „Die Nummer 1 am Rhein, ne?" Dann habe ich gefragt: „Was tippen Sie für heute Abend, Bayern München, Champions-League?" Wir haben dann etwas überzogen; denn er hat mir ganz genau auseinandergelegt, warum er die Bayern nicht mag. Wir haben beide gelacht, weil wir beide die Bayern nicht mögen. Dann habe ich gesagt: „Gerade waren Sie so gar nicht depressiv." Es war bei seinem Lieblingsthema. Da war er der Profi. Er hat sich entfaltet und hat gemerkt: Obwohl es mir gerade so schlecht

geht, dass ich nicht arbeiten gehen kann und sogar Mühe habe, mit der Straßenbahn in die Stadt zu fahren, sitze ich hier und lache und erzähle der was vom Fußball! – Das war unser kleiner Ausflug in die Lösungs-Trance. Wenn man unser Gespräch angehört hätte, könnte man denken: Was ist das denn? Das nennt sich Therapie? Die plaudern über Fußball? Das tun andere in der Kneipe! – Ja, so ist das.

Antonio De Stefano: Ich komme zurück zu diesem „Wir konstruieren Realitäten". Das heißt, wenn ein Klient kommt und sagt: „Ich bin depressiv", ist es nicht nur eine Krankheit, es ist ein ganzes Leben: Er sieht alles, was er macht, durch dieses „Rohr", wie wir es nennen.

Brigitte Ewen: Das heißt: Dein Organismus wird beeinflusst, deine Atmung, deine Gedanken. Die Wunder-Frage ist nur eine der Interventionen, die wir benutzen, aber die gehen alle in die gleiche Richtung.

Heidi Rommelrath: Ich erzähle sehr gerne Geschichten. Viele meiner Klienten mögen das. Das hat wohl auch einen hypnosystemischen Hintergrund. Das kennen wir alle schon aus der Kindheit: Auf Geschichten lassen wir uns gerne ein. Das entspannt uns. Wenn es eine schöne Geschichte ist, umso besser. Geschichten sind zudem ein elegantes Mittel, um in etwas Schönes einzusteigen. Geschichten wie diese:

„Ein alter Indianer hat Besuch von seinem Enkel. Und er erzählt ihm über das Leben. Der Enkel hat viele Fragen.
Der Indianer sagt: ‚Weißt du, Enkel, in meinem Leben ist etwas ganz wichtig: Da gibt es immer einen Kampf zwischen zwei Wölfen in mir …'
‚Ach', unterbricht ihn der Enkel, ‚was sind das denn für Wölfe?'
Der Großvater antwortet: ‚Der eine Wolf, der ist ganz grausam und böse, der ist voller Hass und Gier und Neid und Zorn und Wut und Missgunst.'
‚Oh!', der Enkel bekommt einen richtigen Schreck. ‚Und der andere Wolf?'

‚Nun, der andere Wolf ist voller Liebe, Hoffnung, Zuversicht, Glauben, Freude, Lachen.'
‚Aha', sagt der Enkel, ‚und was ist jetzt mit den beiden Wölfen?'
‚Tja', sagt der Indianer, ‚die kämpfen oft in mir miteinander.'
‚Okay', sagt der Enkel, ‚und wer von den beiden gewinnt?'"
Ich frage meine Klienten: „Was glauben Sie? Was hat der Indianer seinem Enkel fürs Leben mitgegeben?"
Da kommen ganz spannende Antworten.

Frage: Wie lautet die des Indianers?

Heidi Rommelrath: Der schaut seinen Enkel an und sagt: „Es gewinnt immer der Wolf, den du fütterst."

Brigitte Ewen: Es ist nie zu spät, eine glückliche Kindheit zu haben. Das klingt paradox, und es hört sich auch sehr plakativ an, wenn man an wirklich schreckliche Kindheitserfahrungen denkt. Ich arbeite zum Beispiel viel mit schwer traumatisierten Frauen. Da arbeite ich viel mit inneren Stimmen, mit inneren Anteilen und dem inneren Kind. Es geht darum, das verletzte Kind von früher mit allem zu versorgen, was es bisher nicht hatte, sich dem so zu widmen und in Kontakt mit ihm zu kommen.

Frage: Was kann dabei passieren?

Brigitte Ewen: Selbst bei schwerst-dissoziativen Patientinnen kann das Zittern aufhören. Auf einmal wird denen warm, obwohl es ihnen vorher noch ganz kalt war.

Frage: Noch ein Thema: Wer entscheidet über die Bedeutung einer Botschaft?

Antonio De Stefano: Immer der Empfänger.

Frage: Wie würden Sie die hypnosystemische Therapie in einem Satz zusammenfassen?

Heidi Rommelrath: Ein Problem ist eine Lösung, die auf dem Kopf steht, und wir drehen die Lösung wieder in die richtige Richtung.

Antonio De Stefano: Hypnosystemische Therapie heißt für mich, dass der Therapeut ein Begleiter ist. Der wahre Therapeut ist der Klient. Durch Interventionen und Fragen können wir Klienten helfen, andere Seiten zu entdecken, die schon da sind, die jedoch verborgen waren.

Heidi Rommelrath: Aus der Problem-Trance in die Lösungs-Trance kommen.

Antonio De Stefano: … auf einer kognitiven, aber auch emotionalen Ebene.

Elisabeth Wirth: Ich dachte die ganze Zeit: Für mich hat das alles auch etwas mit einer guten Beziehung zu tun. Die Klientin ist zwar ihre eigene Therapeutin. Als Begleiterin und Wegbereiterin muss ich versuchen, diese positive Beziehung herzustellen; sonst kommen die Lösungen nicht zustande.

Brigitte Ewen: Ich habe eine Patientin, die seit vielen Jahren bei mir in Therapie ist. Sie hat ganz viele verschiedene Anteile – Kind-Anteile aus allen möglichen Jahren. Neulich schrieb sie mir: „Ich glaube, jetzt vertrauen Ihnen alle [das heißt, all diese ‚Anteile']. Ich habe das Gefühl, jetzt vertrauen Ihnen alle. Wir [das heißt diese verschiedenen Seiten in ihr] sind uns einig, wir können Ihnen vertrauen."

Heidi Rommelrath: Eines finde ich nach wie vor auf der therapeutischen Ebene ganz wichtig – unabhängig von allen Methoden: Das Wichtigste sind nach wie vor wir. Wir, die anerkennend und annehmend sind.

Gunther Schmidt
Ein Nachwort

Für dieses Buch ein kleines Nachwort schreiben zu können, freut mich besonders. Denn es bietet endlich das, was durchgehend den Grundannahmen des hypnosystemischen Ansatzes entspricht, für den ich mich schon seit vielen Jahren engagiere.

In diesem Konzept wird davon ausgegangen, dass die gemeinsame hilfreiche Realität in Ko-Kreation zwischen Klienten und Therapeuten „gewebt" wird. Damit zusammenhängend wird jeder Mensch in seinen enorm vielfältigen Erlebnismöglichkeiten gesehen, die jeweils abhängig davon aktiviert werden, wie und wohin die Aufmerksamkeit fokussiert wird. Menschliche Wesen (und natürlich auch andere Lebewesen) werden also auch so beschrieben, dass niemand so oder so „ist" (im Sinne von verdinglichenden, aus Kontexten gerissenen Verallgemeinerungen), sondern über sehr viele, allerdings auch oft (in seinem unbewussten Repertoire) „schlummernde" Ressourcen- und Kompetenz-Netzwerke verfügt.

Dann kommt es entscheidend darauf an, wie auch in der Begegnung zwischen Menschen, in dem „Dazwischen" im Buber'schen Sinne („Das Ich entsteht in der Begegnung mit dem Du …"), dass sich beide Seiten auf eine Begegnung einlassen und mit welchem Blick aufeinander sie das tun. Der Kontext der Begegnung muss so aufgebaut werden, dass dies bestmöglich die Chancen dafür verbessert, dass die potenziellen Kompetenzen der Beteiligten wirksam aktiviert werden.

In Psychotherapien und Beratungsprozessen werden solche hilfreiche Realitäten für die Menschen, welche solche Prozesse nachsuchen, aus meiner Sicht nur kongruent möglich, wenn sich auch die Therapeuten und Berater zur Disposition stellen, sich stimmig in Begegnungen auf Augenhöhe einbringen, sich auch infrage stellen lassen und alle ihre Angebote kritisch erfragen lassen, insbesondere von denen, mit denen sie an deren Anliegen, deren Lebensgestaltung arbeiten. Weiter gehört dazu, dass die „Professionellen" jedes ihrer Angebote und auch ihr Denken und Fühlen, aus welchem diese Angebote generiert werden, den Empfängern ihrer Botschaften, also ihren Klienten, so transparent als möglich machen. Ich nenne dies gerne die „Pflicht der Anbieter zu Produktinformationen". Dies sollte damit verbunden werden, dass genug Raum für die Klienten angeboten wird, um nachzufragen und auch durchaus kritisch Rückmeldung dazu geben zu können, ohne dass sie dafür zum Beispiel pathologisiert werden.

Alle diese Aspekte werden schon im Aufbau des vorliegenden Buchs konsequent umgesetzt. Als Leser oder Leserin bekommt man nicht nur einen sehr klaren, verständlichen Einblick in das Denken des Autors. Man erlebt auch in berührender und ermutigender Weise den durchgehend authentischen, tiefen Respekt des Autors vor der Einzigartigkeit der Menschen, mit denen er kooperiert, vor ihrer Würde, ihren achtenswerten Bedürfnissen und ihren kompetenten autonomen Erlebnisweisen. Das drückt sich neben vielen anderen Komponenten, die immer wieder im Text aufleuchten, auch darin aus, dass er vor der Veröffentlichung den Klienten alles, was im Zusammenhang mit ihnen hier geschrieben wurde, zur kritischen Prüfung vorlegte und es erst verwendet wurde, nachdem sie sich damit einverstanden erklärt hatten.

In vielen Publikationen findet man eloquente Schilderungen dessen, was die Autoren in ihrer Arbeit machen oder behaupten, zu machen. Häufig wird dies aber in eher abstrakten Darstellungen getan; als Leser entwickelt man dann seine eigenen Vorstellungen darüber, wie dies alles denn in konkreten Handlungen aussehen könnte. In diesem Buch ist das anders. Der Autor zeigt sich in seinen praktischen Beiträgen, in seinen Interventionen, aber auch in seinem Denken, aus dem die Handlungen abgeleitet werden, völlig ungeschützt, stellt sich zur

Disposition. Zusätzlich zu den Verbatim-Schilderungen der verschiedenen Interviews wird dies durch die sehr anschaulichen Meta-Kommentare, die er in den Abschnitten „Nachgefragt beim Coach" beisteuert, hervorragend ermöglicht.
Damit bietet er allen Leserinnen und Lesern nicht nur die wunderbare Möglichkeit des Blicks „hinter die Kulissen", durch den Interessierte Schritt für Schritt konkret nachvollziehen können, wie er hypnosystemische Arbeit versteht und verwirklicht. Er zeigt aus meiner Sicht auch ein sehr stimmiges Modell dafür, wie man aufrichtig und auch mutig zu sich und zu seiner eigenen Art des Denkens, Fühlens und professionellen Handelns stehen kann. Ich erhoffe mir, dass dies auch seine Leserinnen und Leser anregt, dies ähnlich zu tun.

Aus meiner Art der hypnosystemischen Perspektive noch kurz einige Anmerkungen zum Interventionstechnischen:
Ich finde es zum Beispiel höchst erfreulich, wie sich Antonio De Stefano nicht blenden lässt durch diverse Diagnosen und sonstige Etikettierungen seiner Klienten. Ich weiß, wie stark die Verführung für Therapeuten ist, den verallgemeinernden und verdinglichenden Etikettierungsprozessen der Diagnosen zu erliegen, die zum Beispiel von den Krankenkassen gefordert werden. Für die sehr große Mehrzahl der Klienten wirken solche Diagnosen, mit denen sie ja festgeschrieben werden, als ob sie so seien, wie es nur ein Ausschnitt ihrer Erlebnisprozesse ausdrückt, oft massiv selbstwertmindernd, schwächend und entmutigend. Alle wertvollen, hilfreichen Kompetenz-Muster in ihrem Leben, die es aber sehr wohl gibt und die sie konstruktiv nutzen könnten, werden so tendenziell aus dem Fokus der Aufmerksamkeit verdrängt; dies erschwert zumindest den Prozess gesunder Selbstwirksamkeit. Um dieses Dilemma zu lösen, habe ich zum Beispiel bei uns in der sysTelios-Klinik für psychosomatische Gesundheitsentwicklung Kommunikationsprozesse eingeführt, mit denen wir den Klienten ganz transparent die möglichen Implikationen der Diagnosen erläutern, mit ihnen prüfen, wie sie bei ihnen wirken und wie sie diese Zusammenhänge hilfreich für sich nutzen können.
Antonio De Stefano greift die Diagnosen achtungsvoll auf und

schaut gleichzeitig gemeinsam mit den Betroffenen mit ermutigendem, erweitertem Blick auf ihren inneren Reichtum und auf alles, was es an Selbstheilungskräften in ihnen gibt, und da gibt es ja bei jedem so viel, viel mehr, als ihm oder ihr vorher selbst bewusst war. Mit Antonio De Stefanos Angeboten wird es wirksam bewusst. Wie er dafür auch immer wieder sehr elegant Kraft gebende „Einstreu-Angebote", also Ideen anbietet, die quasi so nebenbei in die Konversation eingestreut sind, ist für mich ein Genuss. Und wie er mit der Nutzung von „Seiten-Modellen" und von Bildern und Metaphern der reichhaltigen Vielschichtigkeit und den multiplen Erlebnisprozessen der Klienten auf die Spur kommt, wie er ihnen hilft, sich von Bedrängendem zu lösen, befreiendes Erleben zu aktivieren, dabei aber gleichzeitig auch sehr achtsam die wertvollen Bedürfnisse zu berücksichtigen, die sich im Auftauchen von Problemen und Symptomen melden, das sind für mich ausgezeichnete Beispiele hypnosystemischer Utilisation, von denen die Leserinnen und Leser sicher viel lernen können. So können sowohl die Betroffenen selbst als auch die Leserinnen und Leser gerade auch vorher abgewertete und pathologisierte Symptome als quasi „undercover-Botschafter von Bedürfnissen" wertschätzen und nutzen lernen.

Viele Menschen, die sich für hypnosystemische Modelle interessieren, meinen oft zu Beginn ihrer Auseinandersetzung mit den Konzepten, dass es dabei vor allem um Strategien gehen würde, mit denen man die ganze Aufmerksamkeit auf die Lösungs-Zukunft ausrichtet. Dies war schon immer ein leidiges Missverständnis für mich. Vielmehr geht es kontinuierlich darum, den gesamten Lebenszusammenhang von Menschen, also natürlich auch ihre Vergangenheit, sehr achtungsvoll und würdigend zu betrachten, allerdings immer in dem Sinne, dass zunächst miteinander entwickelt und verstehbar gemacht wird, wofür man dies tun will, also für welches gewünschte Erleben in der angestrebten Zukunft. Der Sinn der Kooperation, auch die Kraft dafür und die Auswahlkriterien für das, was besonders betrachtet wird und wie dies alles bewertet wird, auch welche Schlussfolgerungen und weiteren Interventionen daraus

folgen werden, werden aus dieser angestrebten Zukunft abgeleitet, nicht aus der Vergangenheit selbst. Aber gerade für die Reaktivierung der Ressourcen, die man für diese Zukunft braucht, ist eine sehr systematische und empathische, achtsame Berücksichtigung der Vergangenheit sehr wichtig, denn in ihr liegen ja die Quellen der erfahrenen und im Unbewussten gespeicherten Kompetenzen. Wir alle haben eben viele Vergangenheiten im Sinne vieler erlebter Episoden, wie die Forschungen zum autobiografischen Gedächtnis deutlich zeigen, auch viele Episoden mit sehr hilfreichen Ressourcen, auch wenn wir dies in Leidenszeiten vielleicht nicht mehr bewusst merken sollten.
Der Autor zeigt in diesem Buch in auch ästhetisch für mich sehr schöner und dabei berührender Weise, wie man diese Balance zwischen Zukunfts- und Vergangenheits-Orientierung sehr erfolgreich und achtungsvoll verwirklichen kann. Dass er dabei auch immer auf die Psychohygiene und die Bedürfnis-Welt der Therapeuten schaut, was für mich unbedingt zu einer Kooperation auf Augenhöhe im Sinne einer „bezogenen Individuation" gehört, macht sein Buch nur noch wertvoller.

Ich bin sehr froh, dass Antonio De Stefano, den ich schon seit vielen Jahren als äußerst aufrichtigen, sehr verantwortungsvollen und dabei auch sehr witzigen Menschen kenne und schätze, dieses Werk hier vorlegt. Ich bin sicher: Es wird für jeden Menschen, der es liest, ein großer Gewinn sein, sodass es mir leicht fällt, ihm den Erfolg zu wünschen, den es unbedingt verdient.

Dr. med. Dipl. rer. pol. Gunther Schmidt
Ärztlicher Direktor der sysTelios-Klinik
für psychosomatische Gesundheitsentwicklung Siedelsbrunn,
Leiter des Milton-Erickson-Instituts Heidelberg

Literatur

- Alman, B. M. – Lambrou, P. T.: „Selbsthypnose“, Carl Auer, [12]2015
- Bauer, J.: „Warum ich fühle, was du fühlst“, Heyne V, 2006
- Bauer, J.: „Das Gedächtnis des Körpers“, Piper, 2013
- Bucay, J.: „Komm, ich erzähl dir eine Geschichte“, Fischer, 2008
- Bucay, J.: „Zähl auf mich“, Fischer, 2012
- Erickson, M. H. u. E. L. Rossi: „Gesammelte Schriften von Milton Erickson“, Carl Auer, 2015
- Gallo, F.P.: „Energetische Psychologie“, VAK, 2000
- Peseschkian, N.: „Der Kaufmann und der Papagei“, Fischer, 1979
- Phillips, M. u. Frederick, C.: „Handbuch der Hypnotherapie bei posttraumatischen und dissoziativen Störungen“, Carl Auer, 2003
- Prior, M.: „MiniMax-Interventionen“, Carl Auer, [14]2017
- Reddemann, L.: „Imagination als heilsame Kraft“, Pfeiffer bei Klett-Cotta, 2001
- Reddemann, L.: „Eine Reise von 1.000 Meilen beginnt mit dem ersten Schritt“, Herder, 2004
- Schmidt, G.: „Einführung in die hypnosystemische Therapie und Beratung“ , Carl Auer, [7]2016
- Schmidt, G.: „Liebesaffären zwischen Problem und Lösung“, Carl Auer, [7]2017
- Schmidt, G.: „Wie hypnotisieren wir uns erfolgreich im Alltag“, DVD bei Auditorium, 2010
- Schmidt, G.: „Hypnosystemik-Schweres und Leichtes, Erfolg und Leid als Kompetenz ...“, DVD bei Auditorium, 2017
- Schmidt, G.: „Traumata transformieren in befreites Leben“, CD bei Auditorium, 2017
- Schmidt, G.: „Zwickmühlen des „Gesundheits-Systems“ (oder „Krankheits-Systems“?)“, DVD bei Auditorium, 2017
- Trenkle, B.: „Die Löwen-Geschichte“, Carl Auer, [7]2016
- Trenkle, B.: „Dazu fällt mir eine Geschichte ein“, Carl Auer, [3]2017

www.neuestadt.com